Magada A. Fawaz

Efeitos do TENS e do aconselhamento na dor menstrual

Magada A. Fawaz

Efeitos do TENS e do aconselhamento na dor menstrual

em mulheres com dismenorreia primária que recebem medicação

ScienciaScripts

Imprint

Cover image: www.ingimage.com

This book is a translation from the original published under ISBN 978-3-659-79719-4.

Publisher:
Sciencia Scripts
is a trademark of
Dodo Books Indian Ocean Ltd. and OmniScriptum S.R.L publishing group

120 High Road, East Finchley, London, N2 9ED, United Kingdom
Str. Armeneasca 28/1, office 1, Chisinau MD-2012, Republic of Moldova, Europe
Printed at: see last page
ISBN: 978-620-8-13269-9

Conteúdo

Resumo

O objetivo deste estudo é avaliar o efeito de diferentes modalidades de alívio da dor na intensidade da dor em mulheres que sofrem de dismenorreia primária. Estas modalidades incluíam a) aplicação de estimulação eléctrica nervosa transcutânea (TENS); b) aconselhamento e; c) medicação. Um grupo de 60 mulheres foi selecionado por conveniência e constituiu o seu próprio controlo, tendo já recebido medicação durante a dismenorreia antes de se juntar ao estudo (1.º ciclo do estudo). No segundo ciclo, a amostra foi dividida em 2 subgrupos, 30 cada. O subgrupo (1) foi designado para aplicação de TENS e o subgrupo (2) para receber aconselhamento relacionado com a dismenorreia. O desenho da série temporal foi utilizado para 3 ciclos menstruais consecutivos. Os indivíduos foram avaliados duas vezes (antes e depois) quanto à intensidade da dor (utilizando uma escala visual analógica que ia de zero (sem dor) a 10 (dor suportável)) e quanto ao alívio dos sintomas associados quando pararam a medicação e quando foram expostos à TENS ou ao aconselhamento. Foram utilizados vários contextos comunitários para recrutar a amostra, tais como o local de trabalho e o domicílio. Foi utilizada uma entrevista estruturada para recolher os dados. Os resultados indicaram que tanto a ingestão de medicamentos como a aplicação de TENS tiveram um nível semelhante de melhoria na redução da dor do que o aconselhamento. Além disso, foi encontrada alguma relação entre a aplicação de TENS na pele e a redução da intensidade da dor, bem como o alívio dos sintomas associados entre as mulheres que sofrem de dismenorreia espasmódica.

RECONHECIMENTO

I Dr. Yousria Ahmed El- Sayed, professora de Enfermagem de Saúde Materna e Neonatal, Instituto Superior de Enfermagem, Universidade do Cairo. Dr. Youria Ahmed El- Sayed, professora de Enfermagem de Saúde Materna e Neonatal, Instituto Superior de Enfermagem, Universidade do Cairo, não só pela sua notável ajuda, supervisão e orientação ao longo de todo o trabalho, mas também pelo seu constante apoio e encorajamento para produzir este trabalho na sua forma atual.

Dr. Mohammed Osman Wahby, professor de Obstetrícia e Ginecologia da Faculdade de Medicina da Universidade do Cairo. As palavras não são suficientes para expressar o meu apreço pelo seu apoio contínuo, esforço, paciência e conselhos valiosos para a realização deste trabalho.

Gostaria de agradecer ao Dr. Maher Fawzy Mahmmoud, professor assistente de Anestesiologia da Faculdade de Medicina da Universidade do Cairo, pela sua grande ajuda e cooperação.

Gostaria de expressar o meu profundo respeito ao Dr. Gamal Abdel Sameea, professor assistente de Obstetrícia e Ginecologia da Faculdade de Medicina da Universidade do Cairo, pela sua orientação cuidadosa, avaliação crítica e conselhos valiosos.

Gostaria de agradecer à Dra. Shadia A. EL Kader Hassan, Professora Assistente de Enfermagem de Saúde Materna e Neonatal, do Instituto Superior de Enfermagem, pela sua assistência, cooperação, apoio e amizade. Professor de Enfermagem de Saúde Materna e Neonatal, Instituto Superior de Enfermagem, pela sua assistência, cooperação, apoio e amizade.

Estou particularmente agradecido e grato à Dra. Hayat I. Gomaa, pelo seu esforço na revisão e impressão deste trabalho.

Gostaria de expressar o meu mais profundo respeito e agradecimento a todos os membros do meu departamento pela sua ajuda e cooperação na realização deste trabalho.

Estou particularmente agradecida e grata ao meu marido, que sempre me apoiou e sem a sua generosa assistência, afeto, tolerância e dedicação, este trabalho nunca teria sido realizado. Um agradecimento muito especial é dirigido ao meu filho pelo seu amor, tolerância e paciência.

Estou especialmente grato a todas as mulheres que participaram neste trabalho.

Lista de abreviaturas

TENS	Transcutaneous electrical nerve stimulation
VAS	Visual analogue scale
SG	Substantia gelatinosa
IASP	International association for the study of pain
PAG	Peri - aqueductal grey
NRM	Nucleus raphe magnus
VDS	Verbal descriptor scales
MPQ	McGill pain questionnaire
BPP	Bio-behavioral pain profile
BPI	Brief pain inventory
FSH	Follicular Stimulating Hormone
LH	Luteinizing hormone
HCG	Human chorionic gonadotrophin
MP	Menstrual profile
PG.	Prostaglandin
GIT	Gastro- intestinal tract
NSAID	Non - steroidal anti - inflammatory drugs
ANCOVA	Analysis of Co - variance
d.f.	Degree of freedom
sig.	Level of significant
X	Mean
SD	Stander deviation
X^2	Chi - square

CAPÍTULO 1

Introdução

A menstruação é um acontecimento normal, que se repete ciclicamente para a maioria das mulheres com idades compreendidas entre os 12 e os 50 anos, e que geralmente ocorre sem grandes dificuldades (Youngkin e Davis, 1994). Historicamente, a menstruação era vista como uma doença e não como uma condição normal, e o tratamento médico durante a segunda metade do século XIX assentava numa visão explícita da mulher como frágil e vulnerável, totalmente dominada pela incapacidade cíclica do seu sistema reprodutor, o que levou a considerar a mulher menstruada como fraca, sofredora, instável e fisicamente incapaz de desempenhar as suas funções normais de forma competente (Rosenfield e Barnes, 1993). A dor menstrual é um dos sintomas somáticos que ocorrem no período pré-menstrual e durante o início da fase menstrual do ciclo (Dawood, 1990).

Os sintomas da fase menstrual foram descritos como a síndrome da dismenorreia. A maior parte das mulheres sofre de sintomas menstruais ligeiros a moderados, mas há uma parte significativa da população feminina que apresenta dores fortes com sintomas associados durante o período menstrual, o que resulta em absentismo no trabalho ou na escola e na incapacidade de realizar o trabalho de rotina diário (Sabbour, 1996).

A dismenorreia primária ocorre mais frequentemente durante o final da adolescência e início dos vinte anos e começa a diminuir após os 30 anos e mais frequentemente após os 35 anos.

A prevalência da dismenorreia primária na população em geral é difícil de determinar. A maior parte das mulheres sofre de algum desconforto numa altura ou noutra, mas mesmo quando a dor é suficientemente incapacitante para perturbar as actividades normais, pode não ser procurada ajuda (Smith e Heltzel, 1991).

No Egito, um estudo realizado por Ghonamy (1996) para avaliar os sintomas menstruais entre as estudantes universitárias do Cairo (n=800) revelou que os sintomas mais comuns eram as cólicas abdominais, referidas por (93%) da amostra, e que a fadiga, referida por (86,9%), era comparada com os sintomas menos comuns, que eram a rigidez muscular (33,9%). Além disso, o estudo também revelou que (73,1%) da amostra recebeu medicamentos anti-espasmódicos como autocuidado eficaz para aliviar a dor associada à menstruação.

A dor sentida pelas mulheres durante a menstruação é provocada pela produção excessiva de prostaglandinas pelo endométrio. As prostaglandinas provocam uma hipercontratilidade que leva à isquémia do miométrio (Lundeberg, Bondesson e Lundstrom, 1985).

A administração de analgésicos é a intervenção analgésica mais comum utilizada para aliviar a dismenorreia. No entanto, há ocasiões em que podem ser contra-indicados devido a efeitos secundários indesejáveis no estado do doente.

As intervenções não farmacológicas têm-se revelado eficazes no tratamento da dor de origem variada, como a artrite, a dor de parto, a dor de costas, bem como a dor ciática e a dor pós-operatória (Jozeph, 1994; Milsom, Hedner e Mannheimer, 1994).

Vários estudos demonstraram que a aplicação da estimulação eléctrica nervosa transcutânea (TENS) como método de estimulação cutânea provou ser eficaz no alívio da dor causada pelo parto, dor menstrual, dor nas costas, bem como dor pós-operatória (Khattabei, 1997 e Ahmed, 1990).

O estudo de Watts e Brooks (1997) demonstrou a eficácia de fornecer informações pré-operatórias sobre os procedimentos que os seus doentes iriam efetuar e algumas das sensações que normalmente acompanham o procedimento na experiência de dor pós-operatória. Para além disso, o aumento da informação dos sujeitos sobre as causas da dor e a forma de lidar com essa dor ajuda a aliviar a ansiedade e a melhorar a intensidade da dor (El-Badery, 1996).

O efeito dos métodos acima referidos no tratamento da dor relacionada com a menstruação não está bem documentado clínica ou empiricamente, especialmente no Egito. Por conseguinte, este estudo tem por objetivo investigar o efeito da estimulação eléctrica nervosa transcutânea (TENS) e do aconselhamento em comparação com os medicamentos na dor menstrual das mulheres egípcias.

Objetivo do estudo

O objetivo deste estudo é avaliar o efeito de diferentes métodos de intervenção na intensidade da dor menstrual e nos outros sintomas relacionados com a dismenorreia primária, tais como náuseas e vómitos, dores nas costas, bem como nas alterações de humor. Os métodos são: TENS; aconselhamento e medicamentos.

Definição de termos

Para efeitos do presente estudo, foram utilizadas as seguintes definições:

* **Estimulação eléctrica nervosa transcutânea (TENS)** : É um método utilizado para estimular a pele com o objetivo de aliviar a dor através da aplicação de eletricidade controlada de baixa tensão ao corpo através de eléctrodos colocados na pele no local da dor.

* **Mulheres com dismenorreia primária**: neste estudo, trata-se de mulheres solteiras com um ciclo menstrual regular, que sofrem de dores menstruais espasmódicas graves durante o primeiro dia do fluxo menstrual, com formação e que já estão a receber medicamentos.

* **Intensidade da dor**: A gravidade da sensação de dor sentida pelos sujeitos antes e depois da intervenção. A intensidade da dor foi medida pela escala visual analógica (EVA), (Gift, 1989).

* **Aconselhamento:** Teoricamente, o aconselhamento é definido como um processo de ajuda através do qual um indivíduo com conhecimentos e competências especiais interage com um cliente para explorar um problema, necessidades e ajudá-lo a escolher uma forma alternativa de lidar com ele (Hunter, 1993). Neste estudo, o aconselhamento é definido como o fornecimento de informações sobre a anatomia e a fisiologia do sistema reprodutor feminino, a menstruação, as causas da dor menstrual, o que intensifica a dor e como lidar com ela. Além disso, o contacto repetido entre o investigador e os indivíduos recrutados para efeitos de acompanhamento e feedback.

Quadro teórico

A teoria do controlo da porta proposta por Melzack e Wall (1965) forneceu uma base teórica poderosa para o tratamento da dor por estimulação cutânea. Os impulsos de dor do útero são transmitidos aos segmentos da medula espinal T12 e L_1 , e os ramos cutâneos destes segmentos irrigam a pele na zona inferior das costas (Lundberg et al, 1985). A dor associada à menstruação ocorre devido à produção excessiva de prostaglandinas endometriais durante a fase lútea tardia do ciclo menstrual. Estas prostaglandinas causam uma contração anormal do músculo uterino, isquemia uterina e hipoxia.

Além disso, podem predominar sintomas como diarreia, náuseas e vómitos (Dawood, 1990). A aplicação da TENS na pele (estimulação cutânea) provoca uma redução da atividade miometrial ou uma melhoria do fluxo sanguíneo. Sugere-se que este método interrompe a via estimulando as grandes fibras da sub-stantia gelatinoza (SG) ou estimulando as grandes fibras para ativar o sistema analgésico mediado pela endorfina no cérebro e na medula espinal. (Khattabei, 1997).

A TENS é um método seguro e não invasivo de alívio da dor, fácil de utilizar para reduzir os espasmos musculares e as alterações de humor, bem como para aumentar a sensação de bem-estar (Titan Electronics Ltd., 1993). Além disso, a teoria do controlo da porta propõe que os factores cognitivos e emocionais influenciam a forma como a dor é percebida e respondida. Também fornece uma base para a compreensão da dor como um problema mente-corpo, pelo que a informação proveniente do cérebro também pode abrir e fechar o portão.

Assim, factores psicológicos como a experiência passada, o estado emocional e o significado da situação podem afetar a perceção da dor. Além disso, os impulsos do cérebro desencadeiam a libertação de endorfinas que se ligam aos receptores opióides no cérebro e na medula espinal e bloqueiam a transmissão dos sinais de dor

Importância do estudo:

Com base na experiência clínica, observou-se que a dor menstrual é um assunto fechado e vergonhoso para algumas adolescentes, enquanto que para outras é um assunto aberto. Para além disso, a administração de analgésicos tem sido a intervenção mais comum utilizada para aliviar a dor menstrual (Ghonamy, 1996). Devido aos efeitos secundários dos diferentes medicamentos utilizados no tratamento a longo prazo da dismenorreia primária, é necessário recorrer a uma nova modalidade alternativa não farmacológica.

El-Badrey (1996) avaliou o efeito do TENS na dor do parto e recomendou mais estudos sobre esse tipo de intervenção na dor menstrual para construir um protocolo que possa ser seguido no tratamento desse problema clínico. Assim, este estudo é realizado para testar medidas alternativas de tratamento da dismenorreia.

Hipóteses:

Foram postuladas as seguintes hipóteses de investigação:

H_1 : As mulheres com dismenorreia primária que utilizam um dispositivo TENS aplicado na zona da dor referem uma menor intensidade da dor e menos sintomatologia do que as que recebem medicamentos.

H_2 : As mulheres com dismenorreia primária que recebem aconselhamento relacionado com a dismenorreia referem uma menor intensidade da dor e menos sintomatologia do que as que recebem medicamentos.

H_3 : Haverá uma diferença entre o TENS e o aconselhamento em relação ao grau de dor e ao alívio dos sintomas associados quando aplicado a mulheres com dismenorreia primária.

CAPÍTULO 2

DOR

Definições de dor: -

A dor é muito mais do que uma simples sensação causada por um estímulo específico e o estímulo para a dor pode ser de natureza física e/ou mental, podendo os danos ser nos tecidos reais ou nas funções do ego de uma pessoa (Mahan, 1994). Além disso, Thomas (1997) definiu a dor como "aquilo que a pessoa que a experimenta diz que é, existindo sempre que ela diz que existe". Por outro lado, Merskey e Spear (1967) descreveram a dor como uma experiência desagradável associada principalmente a uma lesão efectiva dos tecidos, descrita nesses termos, ou a ambos. A Associação Internacional para o Estudo da Dor (IASP, 1986) definiu a dor como uma "experiência sensorial e emocional desagradável associada a uma lesão tecidular real ou potencial, ou descrita em termos dessa lesão". Esta definição engloba a dor de origem fisiopatológica e psicológica e também tem em conta os aspectos sensoriais, afectivos e motivacionais da experiência da dor, sugerindo que, muitas vezes, pode ser necessária uma modalidade combinada para tratar as síndromes de dor.

Tipos de dores: -

A dor é geralmente definida como aguda ou crónica, mas as duas distinções baseiam-se na duração e nas causas. A dor aguda está associada a lesões nos tecidos, diminui com a cicatrização e é geralmente de curta duração (dias a semanas). A dor aguda é definida como "uma constelação complexa de experiências sensoriais, perceptivas e emocionais desagradáveis e certas respostas autonómicas, psicológicas, emocionais e comportamentais associadas" (Bonica; 1990). Também sublinhou que a estimulação nociva provocada por lesões ou doenças que envolvem tecidos cutâneos e profundos, bem como a função anormal dos tecidos viscerais ou músculo-esqueléticos, são as duas principais causas de dor aguda, por exemplo, o desconforto incisional após um procedimento cirúrgico e a colecistite.

Em alternativa, a dor crónica persiste geralmente durante 6 meses ou mais, podendo ou não ser um fator de lesão tecidular real ou iminente, por exemplo, doença inflamatória das articulações ou doença degenerativa do disco e dor persistente do cancro. Por outro lado, (Oakley & Potter, 1997) desenvolveram subcategorias de dor aguda e crónica, tais como: a dor aguda pode tornar-se subaguda (ou limitada) em casos de cura prolongada, como uma lesão músculo-esquelética por esmagamento; além disso, a dor aguda pode ser recorrente (ou intermitente), como enxaquecas, dores de costas e dismenorreia. Além disso, a dor crónica pode ser subdividida em dor intratável causada por cancro, outra variante da dor crónica é a dor benigna persistente ou crónica, como a nevralgia.

Além disso, (Khattabei, 1997) mencionou que um outro tipo de dor (dor radiante) significa que a dor é sentida num local do corpo que se encontra noutro ponto da fonte da doença ou da lesão. Por exemplo, a dor irradiada da menstruação, cujas zonas normalmente afectadas incluem a anca ou as coxas, a parte inferior das costas e/ou a cintura e, por vezes, chega até aos ombros e ao pescoço.

Fisiologia da dor

A perceção da dor depende da estimulação dos receptores periféricos, seguida da transmissão de impulsos ao longo dos nervos sensoriais, através de vias dentro da medula e do cérebro até ao tálamo e depois até ao córtex sensorial (Fields e Basbaum; 1994).

Receptores periféricos: - O órgão sensorial da dor são as terminações nervosas nuas que se encontram em quase todos os tecidos do corpo (pele, vasos sanguíneos, tecido subcutâneo, músculos (Woolf; 1994). Dois tipos de sistemas de fibras transmitem os impulsos da dor ao sistema nervoso central. Um sistema é constituído por pequenas fibras A-delta mielinizadas, com 2-5 um de diâmetro, que conduzem a uma velocidade de 12-30 m/seg. Este tipo de fibras está geralmente associado a uma sensação de dor aguda e picada - a chamada dor aguda ou rápida. Os outros consistem em fibras C não mielinizadas com 0,4 - 1,2 um de diâmetro, que conduzem a uma velocidade de 0,52 m/s. O limiar de estimulação das fibras C é mais elevado do que o das fibras ADelta (El-ghazaly, 1995). Estas fibras estão geralmente associadas a sensações de dor mais prolongadas, de tipo baço ou ardente, denominadas dor crónica ou lenta.

Ambos os tipos de nociceptores são receptores polimodais, na medida em que podem responder a uma variedade de estímulos diferentes, mecânicos, térmicos e químicos. Estes podem ser pressões leves e fortes, temperaturas extremas ou factores químicos. Os mediadores químicos da dor são libertados pelos tecidos danificados e activam os nociceptores.

Estes incluem a bradicinina, a substância p, a histamina, bem como a prostaglandina e a 5-hidroxitriptamina (5-HT). Estes mediadores químicos são também libertados em situações patológicas como a inflamação, a artrite, a oclusão coronária e a ulceração (Kattabei, 1997).

Além disso, estes grupos de fibras aferentes dos nociceptores projectam-se para a medula espinal, onde fazem sinapse (tanto diretamente como através de interneurónios) com neurónios no corno dorsal da massa cinzenta. As células de transmissão destes neurónios (ou células T) estão envolvidas em reflexos espinais locais ou projectam-se para centros superiores do sistema nervoso através dos tratos espinotalâmicos. As células T são, por conseguinte, responsáveis pela transmissão da informação periférica relativa à sensação de dor para os centros superiores.

Modulação da dor

A massagem nociceptiva aferente para o sistema nervoso central e para o cérebro está sujeita a modulação (tanto de reforço como de inibição) a todos os níveis do sistema nervoso, tais como a modulação no nervo periférico, na medula espinal e supra-espinal (Craven e Himle; 1996).

Modulação periférica: Os nociceptores são normalmente estimulados por eventos mecânicos, químicos ou térmicos que lesam os tecidos (Meyer, Campbell e Raja, 1994). As células lesadas e os mecanismos de reparação dos tecidos libertam uma ou mais substâncias químicas que se ligam aos nociceptores periféricos e activam as fibras nervosas ou sensibilizam o nervo a ser ativado.

Estes químicos afectam as fibras A-delta e C- para que sejam excitadas e transmitam um potencial de ação para a medula espinal. A presença destes químicos aumenta a quantidade de dor sentida, pelo que o bloqueio da libertação destes químicos ou através do bloqueio dos canais de sódio nas fibras A-delta ou C impede a transmissão para a medula espinal, como é o caso dos agentes anestésicos locais (Abram, 1993).

Modulação de porta: -

A ideia central da modulação do portão é a presença de mecanismos neurais na medula espinal, que podem, de alguma forma, fechar o portão e, assim, impedir que a mensagem de dor chegue ao cérebro. A teoria do controlo do portão foi desenvolvida por Melzak e Wall (1965) e fornece uma explicação para os mecanismos de modulação da dor. A teoria propõe que o controlo do portão está localizado no corno dorsal da medula espinal e que existe uma interação dinâmica entre os impulsos transmitidos pelas fibras nervosas de grande e de pequeno diâmetro nos níveis segmentares da medula espinal.

As fibras maiores (A-beta) transmitem estímulos de pressão, enquanto as fibras mais pequenas (C e A-delta) transmitem informações relacionadas com a dor. Os terminais destas fibras interagem no interior da substância gelatinosa (SG) do corno dorsal, com intemeurónios que exercem uma ação inibitória tanto sobre as fibras grandes como sobre as fibras pequenas, pelo que a excitação destes intemeurónios pelas fibras de grande diâmetro promove o seu efeito inibitório, "fechando assim o portão". Por outro lado, as interações das fibras mais pequenas com os intemurónios (SG) contrariam ou bloqueiam o seu efeito inibitório, "abrindo assim a porta". Melzak e Casey, (1968) também desenvolveram um novo modelo concetual da dor, composto por três dimensões, segundo estes autores, a seleção e modulação da sensação de dor recebida no sistema de projeção neospino-talâmico fornecem a base para a componente sensorial/discriminativa da dor.

Por fim, o sistema central superior ou as actividades de controlo central envolvem-se na experiência e na resposta à dor. Estas actividades são essencialmente funções cognitivas que influenciam seletivamente os processos sensoriais e/ou os mecanismos motivacionais, pelo que se considera que as influências das experiências presentes e passadas são parte integrante das actividades cognitivas, pelo que se acredita que a experiência da dor é uma função da interação das três dimensões. A figura (1) ilustra a teoria das portas.

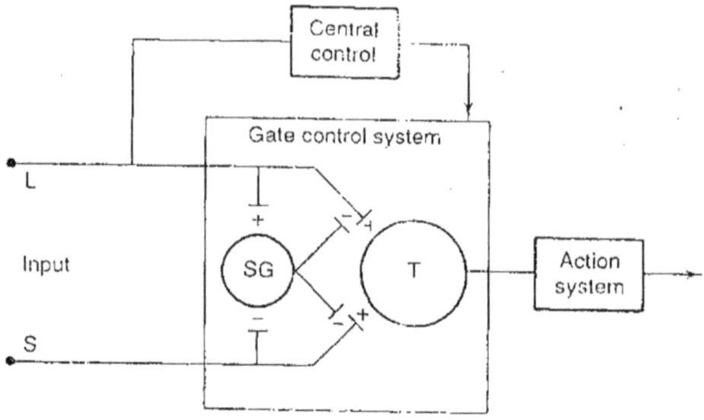

Modulação da medula espinhal: - Uma das áreas mais importantes para a modulação da dor é o corno dorsal da coluna vertebral, onde ocorre um processo complexo de mensagens (Woolf, 1994). A entrada nos intemurónios excitatórios do corno dorsal liberta neurotensina e glutamato, que facilitam a sensação de dor (Yaksh e Malmberg, 1994). Além disso, a entrada nos interneurónios inibitórios e nos neurónios descendentes liberta uma série de neuromoduladores denominados alfa e beta endorfinas e encefalinas. As endorfinas modulam a dor impedindo a condução de impulsos de dor no sistema nervoso central, enquanto as encefalinas, mais pequenas, se ligam aos receptores de opiáceos no corno dorsal da medula espinal e modulam a dor fechando o portão e parando os impulsos de dor. Assim, certas intervenções não farmacológicas estimulam a produção de endorfinas endógenas, incluindo a acupunctura, o TENS e o placebo.

Modulação **supra-espinal:** - A estimulação de várias áreas do tronco cerebral inibe a excitação de muitos neurónios do corno dorsal a estímulos cutâneos nocivos. As principais áreas a partir das quais se obteve a inibição incluem a substância cinzenta pré-aquedutal (PAG) do cérebro médio, as áreas da rafe da medula e a formação reticular lateral. Este sistema tem várias projecções de endorfinas e serotogénicas a partir do núcleo da rafe Magnus (NRM), os neurónios encefalinérgicos da PAG activam neurónios serotoninérgicos descendentes do núcleo da rafe Magnus e tem sido considerado como estando subjacente, pelo menos em parte, à ação analgésica da estimulação eléctrica cerebral e da injeção intercerebral de narcóticos (Scherder e Bouma, 1993)

Teorias da sensação de dor

1- Teoria da especificidade: -

Esta é a teoria tradicional da sensação de dor, que propõe um sistema de comunicação por linha direta da pele para o cérebro. De acordo com esta teoria, a sensação de dor começa com a estimulação dos receptores da dor, os impulsos viajam através das fibras A-delta e C e entram na medula espinal através das raízes dorsais. As sinapses ocorrem no corno posterior da medula espinal e os impulsos ascendem através do trato espinotalâmico lateral até ao tálamo. A partir do tálamo, os impulsos projectam-se para o giro pós-central do córtex cerebral (Niven, 1994)

2- Teoria dos padrões:

As teorias dos padrões relacionam a perceção da dor com um padrão particular de impulsos no sistema nervoso; a dor pode ocorrer com qualquer tipo de estimulação, desde que a estimulação seja excessiva, por exemplo, muito calor, muito frio ou uma pressão muito forte sobre a pele causam dor. As diferenças na quantidade e não na qualidade da descarga das fibras nervosas periféricas produzem diferenças na sensação, como por exemplo, uma pequena estimulação da córnea provoca uma sensação de tato, enquanto uma estimulação forte provoca dor (Carrol e Bowsher; 1993). Assim, o padrão é capaz de explicar os estímulos tácteis mínimos e máximos.

Efeitos das variáveis psicossociais na experiência da dor

Diversas variáveis psicossociais podem afetar a perceção e a resposta de uma pessoa à dor. Factores como a idade, o sexo, a cultura, os caracteres de personalidade, como o estado de espírito, por exemplo, o stress ou a ansiedade, bem como a presença e a atitude de outras pessoas significativas e a experiência anterior, todas estas variáveis influenciam fortemente a capacidade da pessoa para processar a sensação de dor e reagir a ela (Perry, 1997; Brown, 1991).

Há muito que se diz que **a idade** tem uma influência poderosa na experiência da dor.

Partia-se do princípio de que os recém-nascidos eram incapazes de sentir dor e os profissionais de saúde interpretavam a angústia que os bebés exprimiam como o resultado de terem sido separados das suas mães. Johnston e Strada (1989) verificaram que os bebés tinham uma reação intensa à dor e descreviam um conjunto de comportamentos, como o movimento do corpo e o choro. Além disso, as pessoas mais velhas são muitas vezes capazes de esconder a sua dor, especialmente se a sentirem há algum tempo, e podem ter desenvolvido estratégias eficazes que as ajudam. Entretanto, quando são internados no hospital, essas estratégias podem ser afectadas, o que os deixa vulneráveis e incapazes de lidar bem com as suas dores. Além disso, os doentes mais velhos podem sentir que não é aceitável mostrar dor à frente dos outros (Carr, 1997).

Género: - Os estudos que avaliaram esta variável apresentaram resultados contraditórios e inconclusivos, por exemplo, alguns investigadores demonstraram que os homens toleram melhor a dor do que as mulheres, enquanto outros não encontraram diferenças entre os sexos (Gil, 1990; Hosking e Welchew, 1985).

Além disso, um estudo de McCaffery e Ferrell (1992) sobre 100 enfermeiros para avaliar se o género influenciava a reação do doente à dor, os resultados revelaram que os enfermeiros são influenciados pelo género, uma vez que (47%) deles mencionaram que as mulheres toleravam mais a dor, os homens a subnotificavam (53%) e as mulheres eram mais expressivas (48%).

Além disso, a reação de vários grupos culturais à dor foi estudada em diversas condições, por exemplo, as crenças e os valores culturais podem afetar a forma como os indivíduos lidam com a dor (Cavillo e Flaskerud, 1991), por exemplo, em algumas culturas, a dor pode ser considerada um castigo por más acções, pelo que o indivíduo deve tolerar a dor sem se queixar. Além disso, algumas culturas do Médio Oriente e de África. Outros grupos consideram a dor como parte das práticas ritualísticas das cerimónias de passagem e, por conseguinte, a tolerância da dor significa força e resistência.

Thomas e Rose (1991) também estudaram a relação entre os factores culturais e a experiência da dor. Verificaram que algumas culturas encaram a expressão da dor ou o sofrimento como uma fraqueza. Por isso, é importante perceber que nem todas as pessoas manifestam a dor da mesma forma e que não existe uma forma certa ou errada de a expressar.

O traço de personalidade é outra variável que afecta a perceção da dor. Um estudo realizado por Niven, (1994) para avaliar os efeitos da personalidade dos doentes com cancro do colo do útero nas suas atitudes em relação à doença relacionada com a dor, o estudo revelou que os doentes sem dor eram menos emocionais e mais sociáveis, enquanto que os doentes que sentiam dor mas não se queixavam dela eram emocionais mas não sociáveis, e os doentes que eram simultaneamente sociáveis e emocionais e se queixavam de dores consideráveis receberam mais atenção.

Outro estudo sobre o paciente pré-operatório e os seus efeitos na atitude do paciente em relação à operação, mostrou que os pacientes que aguardam a cirurgia foram divididos em três grupos de personalidades em relação à sua atitude. O primeiro tende a entrar em pânico e a encolher-se perante a cirurgia, a lidar mal com a situação e a exigir atenção. O segundo grupo mostra pouco ou nenhum medo, é descontraído, calmo e confiante; estas pessoas recuperam geralmente bem após a operação. Mas se ocorrerem complicações, tornam-se difíceis de lidar com elas ou negam-nas. O último grupo tem um medo moderado, mas não é dominado pelos seus sentimentos, pode ter raiva de obter factos sobre o tratamento e tende a construir uma estrutura sobre como desenvolver as suas protecções emocionais (Hosking & Welchew, 1985).

A ansiedade, por outro lado, é um fator importante que afecta a capacidade de um indivíduo tolerar e lidar com a dor. A relação entre a dor e a ansiedade é complexa, a ansiedade aumenta frequentemente a perceção da dor, mas a dor também pode causar um sentimento de ansiedade. Um estudo efectuado por Thomas, Heath, Flory e Rose (1995) concluiu que existe uma relação entre a dor, a ansiedade e uma menor impotência na experiência da dor pós-operatória. Além disso, a ansiedade também está relacionada com o significado da dor para o indivíduo, por exemplo, os soldados feridos na Segunda Guerra Mundial referiram menos dor e pediram menos medicação para a dor do que os doentes com ferimentos semelhantes na população em geral (Thomas & Rose, 1991).

Além disso, Perry (1997) mencionou que uma mulher em trabalho de parto sente a dor de forma diferente de uma mulher que sente dor devido a uma lesão, o grau e a qualidade da dor sentida por um cliente estão relacionados com o significado da dor, para além de que cada pessoa aprende com as experiências dolorosas, pelo que a experiência anterior e a memória da dor não significa necessariamente que uma pessoa aceite a dor mais facilmente no futuro. Carroll & Bowsher (1993) referem que as experiências anteriores de dor alteram a sensibilidade do cliente à dor. As pessoas que experimentaram pessoalmente a dor ou que foram expostas ao sofrimento de alguém próximo são frequentemente mais ameaçadas pela dor antecipada do que as pessoas sem experiência de dor. Além disso, o sucesso ou a falta de sucesso das medidas de alívio da dor pode influenciar a expetativa de alívio de uma pessoa (Craig, 1994).

Além disso, Seers (1987) entrevistou doentes cirúrgicas do sexo feminino e verificou que quanto maior era a dor relatada no regresso do teatro, sugeriu-se que, como a expetativa de dor se correlacionava positivamente com o sofrimento pós-cirúrgico. Assim, verificou-se que as expectativas de dor influenciam as experiências subsequentes e pensa-se que se desenvolvem através de experiências passadas e da informação fornecida. Além disso, Thomas (1997) referiu que existia uma diferença significativa entre as expectativas dos doentes e os valores da dor após a cirurgia, uma vez que 76% dos doentes subestimavam a dor pós-operatória que iriam sentir. Outro fator que pode afetar significativamente a resposta à dor é a presença e a atitude de outras pessoas significativas. As pessoas com dor dependem frequentemente dos membros da família ou dos amigos mais próximos para apoio, assistência e proteção. (Niven,1994). Além disso, a falta de conhecimentos, o estilo de lidar com a dor e a tensão muscular afectam a perceção da dor (Craven & Himle, 1996).

Medição da dor

A dor é uma experiência subjectiva tão individual que é difícil de medir, em parte porque é normalmente acompanhada por outras sensações e a componente de reação afecta a avaliação da mesma, independentemente da intensidade do estímulo. Assim, há vários factores que são importantes na seleção de instrumentos para medir a dor, por exemplo, o tipo de questão ou objetivo da investigação, a natureza da população de doentes, a facilidade de administração e de pontuação, bem como os dados disponíveis sobre a fiabilidade e a validade do instrumento que está a ser considerado. Como a dor é multidimensional, o investigador deve saber claramente qual a dimensão e o componente da dor que vai ser medido. Os itens seguintes resumem a dimensão da dor e os seus componentes (McGurie, 1997).

Dimensão da dor e seus componentes

1- Fisiológico: -

A- Etiologia / origem orgânica da dor B

- Tipo de dor (duração)

C - Opióides endógenos

D - Factores psicológicos

2- Sensorial: -

A - Localização

B - Intensidade (gravidade)

C - Qualidade

3 - Afetivo: -

A - Respostas emocionais (depressão, humor, ansiedade, preocupação, desamparo e medo)

B - Sofrimento

C - Perturbações psiquiátricas

4- Cognitivo: -

A - Processos de pensamento/visão de si próprio

B - Significado da dor

C - Estratégias de sobrevivência

D - Atitudes, crenças e conhecimentos

E - Factores de influência

F - Nível de cognição

5 - Comportamento: -

A - Indicadores de dor

B - Comportamentos de controlo da dor

C - Comunicação da dor

D - Sintomas associados (fadiga, sono)

6 - Sócio-cultural: -

A - Variáveis demográficas

B - Contexto cultural

C - Papéis pessoais, familiares e profissionais

D - Factores familiares

Existem duas secções de instrumentos para medir a dor: Abordagens de medição unidimensionais e abordagens multidimensionais.

A)Abordagens de medição unidimensional: -

Este instrumento mede apenas uma dimensão da dor, ou seja, a dimensão fisiológica, afectiva, comportamental e sensorial da dor.

1- Dimensão fisiológica

Este instrumento de dimensão utilizado para avaliar as actividades neurofisiológicas cerebrais quando a dor está presente, outras variáveis abrangidas por esta dimensão incluem o início

e duração da dor, e vários aspectos etiológicos e anatómicos da dor, utilizando uma variedade de formulários de avaliação clínica da dor e fluxogramas (MaCaffery e

Beebe, 1994).

2- Dimensão sensorial

As escalas são normalmente utilizadas para medir esta dimensão e a variável geralmente medida é a intensidade da dor. São utilizadas duas grandes categorias de escalas para medir a intensidade da dor: escalas de descritores verbais e escalas visuais analógicas.

A) Escalas de descritores verbais (VDS): Esta escala consiste geralmente em três a cinco descritores numéricos: (1) nenhuma; (2) ligeira; (3) moderada; (4) grave; e (5) insuportável. O número correspondente à palavra escolhida pode ser utilizado para analisar os dados ao nível ordinal. Além disso, Carroll (1993) utilizou o gráfico da dor para avaliar as respostas dos doentes aos analgésicos durante um período de 24 horas, com descritores que variam entre agonia, grave, moderado, ligeiro e nulo.

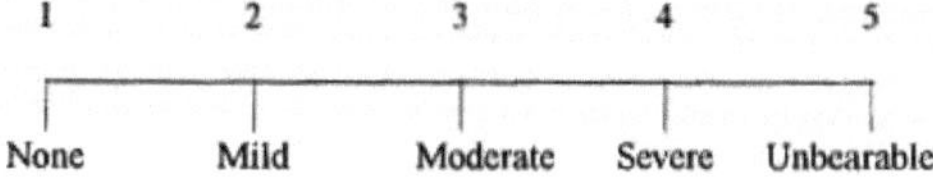

B) - Escala visual analógica: A escala visual analógica foi concebida para ser usada como um dispositivo de auto-relato para medir sintomas desagradáveis como a dor, a fadiga e a dispneia (Gift, 1989). A (VAS) é uma linha, geralmente com 10, 100 ou ocasionalmente 150 mm de comprimento e representa um continuum de dor em que apenas são usados descritores de ponto final, tais como, "sem dor" e "dor tão má". É pedido ao doente que assinale um ponto que indique a intensidade da sensação sentida. A VAS é também designada por escala de classificação gráfica (GRS) se forem colocadas palavras descritivas ao longo da linha (Turk & Melzack, 1992). Existe controvérsia quanto à conceção destas escalas, por exemplo, se as linhas devem ser verticais ou horizontais, se devem incorporar descritores numéricos ou verbais a intervalos regulares (Guyatt, Townsend, 1987, Cell e Perry, 1986 e Luria, 1975).

Além disso, algumas pessoas têm dificuldade em converter uma sensação subjectiva numa linha reta, por exemplo, McGuire (1993) verificou que 7% dos seus sujeitos eram incapazes de utilizar a EVA após uma única explicação, enquanto apenas 3%

necessitavam de mais do que uma explicação para utilizar uma escala de classificação gráfica.

0 — 10cm

No pain — Pain as bad as it Could possibly be

3- Dimensão afectiva

Esta dimensão envolve a forma como a dor faz com que os indivíduos se sintam e inclui variáveis como a angústia, a ansiedade, a depressão e o humor, entre outras. Os investigadores desenvolveram instrumentos especificamente para medir esta dimensão da dor, por exemplo, Ahles e Ruckdeschel (1984) utilizaram uma EVA de 10 cm para avaliar a depressão e a ansiedade em doentes com dor oncológica. A âncora da esquerda era "Não estou deprimido" e a âncora da direita era "Estou tão deprimido quanto me posso imaginar".

4- Dimensão cognitiva

A maior parte das medidas da dimensão cognitiva está incorporada em instrumentos multidimensionais, além de que muitos componentes desta dimensão, por exemplo, as estratégias de confronto e os factores que exacerbam ou atenuam a dor, podem ser facilmente avaliados (McCaffery e Beebe, 1994).

5- Dimensão comportamental

A dimensão comportamental tem duas componentes principais: - comportamentos que são indicadores observáveis da presença e/ou gravidade da dor (por exemplo, careta, vocalização não-verbal, comunicação com os outros e fadiga) e comportamentos que os indivíduos adoptam para diminuir ou controlar a sua dor (por exemplo, utilização de medicação, posicionamento, padrões de sono/repouso/atividade).

Muitos componentes desta dimensão são medidos no contexto de instrumentos multidimensionais, tais como diários, lista de controlo de angústia, método de observação comportamental (Wells, 1990).

B) Abordagens multidimensionais: -

Estes tipos de instrumentos foram concebidos para medir simultaneamente mais do que uma dimensão da dor.

1- O questionário de dor McGill :-(MPQ)

Esta escala consiste em descritores que são colocados por ordem de classificação em 20 grupos, cada um dos quais descreve a natureza afectiva, sensorial e avaliativa da dor e foi pedido aos doentes que escolhessem a palavra de cada grupo que melhor descreve a sua dor (Carroll e Bowher, 1993).Além disso, a evidência clínica e experimental estabeleceu que o (MPQ) é o instrumento mais utilizado e sensível para a avaliação verbal dos aspectos multidimensionais da experiência da dor, que fornece uma medida subjectiva da intensidade da dor, bem como indica as caraterísticas qualitativas da dor crónica e aguda sentida pelos doentes (Bendittis, Massei & Nobili, 1988).

Vários estudos que avaliaram a fiabilidade, a validade e a objetividade do (MPQ) mostraram que o questionário pondera muito mais os aspectos sensoriais do que as palavras afectivas e avaliativas, o que significa que os doentes podem ser forçados a dar mais atenção aos aspectos sensoriais do que à classe afectiva e avaliativa. Assim, o teste pode não avaliar de forma igual cada um dos 3 factores principais no processo de escalonamento multidimensional da dor (Reading, 1983; Graham; Bond; e Gerkovich, 1980).

Além disso, a principal limitação encontrada pelo MPQ é a estrutura semântica do questionário (Wilkie & Hozemer,1990), de facto, é válido apenas em áreas de língua inglesa e não é possível traduzir este tipo de vocabulário especializado para outras línguas sem perder a sua validade, uma vez que nenhum dicionário contém equivalentes de categoria/intensidade fiáveis e significativos.

2- Inventário breve da dor (BPI)

Estes instrumentos foram originalmente concebidos para medir a dor causada pelo cancro e por outras doenças, como a artrite reumatoide ou problemas ortopédicos crónicos. Os itens do BPI abordam a história da dor, a etiologia, a intensidade, a localização, bem como a qualidade e a interferência nas actividades:

Por favor, classifique a sua dor, assinalando com um círculo o número que indica a quantidade de dor que tem neste momento:

0	1	2	3	4	5	6	7	8	9	10

No pain — Pain as bad as you can imagine

O BPI é claramente útil para inquéritos a pacientes em que é necessária informação superficial, o instrumento é curto, facilmente compreensível, concebido para autoadministração, bem como para ser pontuado (Cleeland;1985, Daut; Cleeland &Flanery;1983).

3- Perfil bio-comportamental da dor

O perfil bio-comportamental da dor (BPP) foi desenvolvido para medir reacções cognitivas, comportamentais e fisiológicas selecionadas, frequentemente associadas à dor (Dalton, Feuerstein e Carlson, 1994). O BPP é um questionário de 57 itens, em que cada item é medido numa escala de likert de 0 a 7, em que os números mais elevados representam uma influência mais frequente ou mais forte do item. O instrumento consiste em dez itens que perguntam aos inquiridos a frequência com que evitam a dor (por exemplo, cancelar uma consulta de tratamento, evitar falar/estar com a família), e cinco itens que perguntam sobre a sensação fisiológica (por exemplo, aumento da frequência respiratória) e cinco itens que perguntam sobre a sensação fisiológica (por exemplo, aumento da frequência respiratória). Além disso, dez itens avaliavam as fontes ambientais de informação sobre a dor, tais como os profissionais de saúde, a experiência familiar e, por último, 26 itens mediam a avaliação dos inquiridos sobre várias situações, por exemplo, perda de autoestima, perda de controlo, pensamentos e sentimentos relacionados com a dor e o seu tratamento.

Respostas sistémicas à dor

*** Sistema nervoso simpático: -**

O sistema nervoso simpático, em conjugação com o sistema neuroendócrino, provoca alterações significativas na homeostase cardio-vascular, a libertação de catecolaminas está associada a um aumento da resistência vascular sistémica, taquicardia e hipertensão, o que resulta num aumento do consumo de oxigénio do miocárdio e do trabalho do miocárdio (Cousins, 1994).

* **Sistema respiratório: -**

Responde à dor através do aumento da frequência respiratória para aumentar a quantidade de oxigénio disponível para o coração e para a circulação, bem como para eliminar o dióxido de carbono da circulação, pelo que a dor não aliviada pode levar a uma respiração rápida e superficial que é ineficiente para satisfazer as necessidades de oxigénio e resulta em hipoxemia (Puntillo e Wilkie, 1991).

* **Sistemas gastrointestinal e urinário: -**

O aumento do tónus adrenérgico provoca um aumento da secreção intestinal com diminuição da motilidade e desenvolvimento de ileus, náuseas, vómitos e obstipação são sequelas, e as alterações do músculo liso e do tónus esfincteriano provocam retenção urinária (Bonica,1990).

* **Sistema músculo-esquelético: -**

O músculo esquelético também responde à dor com um aumento do tónus, servindo para imobilizar uma área lesionada (El-Ghazaly, 1995).

Estimulação eléctrica nervosa transcutânea (TENS)

História:- Os antigos egípcios foram os primeiros a aplicar correntes eléctricas para fins terapêuticos. Em 46 A.C., as propriedades analgésicas da eletricidade foram utilizadas por um médico romano que usou a corrente eléctrica de um peixe torpedo (que gerava 100-150 volts) para tratar dores de cabeça, gota e artrite. Colocar o peixe em cima da cabeça tratava a dor de cabeça ou o doente colocava o peixe debaixo dos pés para aliviar a artrite (Ahmed, 1990).

O TENS foi introduzido na profissão no início da década de 1970 e rapidamente aceite como uma modalidade padrão na gestão da dor crónica e aguda (Joseph, 1994).

Definição de TENS: -

A estimulação eléctrica nervosa transcutânea (TENS) tem sido utilizada com sucesso desde há muitos anos no alívio sintomático e na gestão da dor. TENS significa a transmissão de energia eléctrica através da superfície da pele para o sistema nervoso (Kattabei, 1997), ou seja, a TENS é definida como uma unidade alimentada por uma bateria que envia impulsos eléctricos através de eléctrodos colocados no local doloroso ou perto dele, o que provoca uma sensação de formigueiro que reduz a dor (Bourke, 1994).

Ammer (1994) também definiu a TENS como o envio de pequenos impulsos eléctricos através de eléctrodos colocados na pele para as fibras nervosas subjacentes. Estas fibras transportam sensações como o tato, o calor, a pressão e a dor, que podem substituir a impressão de dor destas fibras por uma sensação semelhante a uma massagem.

Mecanismo da estimulação eléctrica nervosa transcutânea (TENS)

Todas as fibras nervosas aferentes parecem ter a capacidade de influenciar a atividade de outras fibras nervosas aferentes, pelo que se acredita que a razão para o sucesso da TENS se baseia numa das seguintes teorias: -

A teoria da porta

De acordo com a teoria da dor de Melzack e Wall (1965), estes postularam que um "portão" de controlo localizado no corno dorsal da medula espinhal é aberto pela atividade das fibras aferentes de pequeno diâmetro (nociceptivas) e fechado pela atividade das fibras de grande diâmetro (isto é, principalmente mecanoceptivas), sendo que a abertura ou o fecho do portão depende da predominância do efeito excitatório ou inibitório de uma ou outra dessas fibras. Os interneurónios da substância gelatinosa também interagem com as fibras descendentes do tronco cerebral, que podem atuar de forma excitatória ou inibitória, permitindo que a influência da estrutura neural de nível superior do cérebro intervenha nos mecanismos de controlo do portão. Pensa-se que a TENS ativa as fibras A-beta mielinizadas de grande diâmetro, que têm um limiar baixo para a estimulação eléctrica, e que o aumento da atividade destas fibras serviria para diminuir a transmissão de estímulos dolorosos através das fibras Adelta e C de pequeno diâmetro (Hargreaves e Lander, 1989).

Conceito de endorfina

O corpo produz endorfina, uma molécula semelhante à morfina, para servir de analgésico endógeno sempre que o corpo sente dor, os níveis sanguíneos desta substância aumentam quando os sinais recebidos pelo cérebro indicam a presença de dor. As investigações sobre a aplicação da TENS indicaram que a produção de endorfina pode ser aumentada pela estimulação eléctrica, produzindo um efeito de reação semelhante à dor nas células que produzem a endorfina (Mackler e Robinson, 1996).

Tipos de TENS

A TENS pode ser dividida em dois tipos: - 1) TENS clínica (alta frequência / baixa intensidade e; 2) TENS tipo acupunctura (baixa frequência / alta intensidade).

1- TENS clínico (alta frequência / baixa intensidade)

Este tipo estimula as fibras A-beta, o que bloqueia a transmissão de estímulos nociceptivos por pequenas fibras C não mielinizadas na medula espinal (Joseph, 1994). O início da analgesia deste tipo é inferior a 10 minutos e continua durante aproximadamente 30 minutos após a estimulação ter terminado, além disso, a TENS de alta frequência/baixa intensidade actua através da libertação de encefalinas (Ahmed, 1996), também, o melhor efeito de redução da dor pode ser obtido, em geral, quando os eléctrodos são colocados na pele sobre a zona dolorosa ou à volta da zona dolorosa e a frequência de estimulação selecionada é mais frequentemente 60-100HZ que evoca parestesia na zona dolorosa (Marchand, Charest, Chenard e Lavignolle, 1993).

2- Acupunctura como TENS (baixa frequência / alta intensidade)

Este tipo produz analgesia ao fim de aproximadamente 15-30 minutos, mas com uma duração de ação mais longa (várias horas) após o término e o efeito analgésico é produzido através da libertação de beta-endorfina (BE). Além disso, a estimulação eléctrica é aplicada com uma frequência de 1 a 4 **Hz** a uma intensidade suficiente para produzir contração muscular à volta do elétrodo e tem sido afirmado que é necessária uma entrada aferente dos nervos musculares profundos para obter efeitos de dor (Rahan, 1987). Além disso, a frequência baixa/intensidade elevada tem de ser efectuada durante um período de tempo suficiente, pelo menos 20 minutos.

Parâmetros da unidade TENS: -

1- **Largura de impulso:** significa o intervalo de tempo de cada impulso e é medido em micro segundos que variam entre 50 e 400 usec; numa corrente de baixa frequência, uma maior largura de impulso permite que a corrente permaneça no tecido durante mais tempo

2- **Amplitude ou intensidade:** para ativar a maior parte das fibras aferentes na TENS clínica, é necessário utilizar uma intensidade duas a três vezes superior à do limiar da sensação, geralmente 10-30 MA, a frequência do estímulo deve ser mantida constante inicialmente a 80-100 Hz; na acupunctura, tal como na TENS, um efeito positivo com este modo requer a elicitação de uma contração muscular vigorosa, frequentemente uma intensidade de estímulo três a cinco vezes superior à do limiar sensorial, geralmente 15-30 MA, e deve ser iniciada com uma taxa de repetição definida de 1,5 Hz.

3- **A frequência, ou controlo da frequência,** significa o número de impulsos transmitidos por segundo. Geralmente, a frequência é considerada elevada quando a unidade TENS é utilizada na gama de 80-120 Hz, sendo esta frequência selecionada no tratamento da dor aguda para proporcionar um alívio mais imediato e a frequência baixa, na gama de 1-20 Hz, é mais aplicável em casos de dor crónica (Myklebust & Robinson, 1996), além disso, El- badrly,(1996) referiu que 74% dos doentes que obtiveram um alívio bom a excelente da dor utilizaram frequências de 14-60 Hz e que as frequências de 25-60 Hz são as que mais frequentemente suprimem a dor, mas era óbvio na clínica que a maior eficácia da frequência baixa em vez da alta era o aumento da produção de endorfina.

Por conseguinte, sugere-se a utilização de baixas frequências (1-4 Hz) em doenças crónicas de longa duração em doentes cujas reservas disponíveis de endorfinas se esgotaram ao longo de meses e talvez anos de dor (Mannheimer & Lampe,1989).

Além disso, frequências muito baixas (1-2 Hz), quando administradas em intensidades crescentes, podem ser utilizadas para a estimulação muscular, que se repercute na produção de endorfinas e actua como analgesia.

Indicação e eficácia da TENS: -

1- Dor lombar: Um estudo realizado por Marchand et al, (1993) para avaliar o efeito a curto prazo do TENS para aliviar a dor nas costas entre 42 indivíduos que foram atribuídos a 1 de 3 grupos de intervenção (TENS, Placebo-TENS e grupo de controlo), o estudo mostrou que o TENS e placebo-TENS foram significativamente reduzidos tanto a intensidade e intensidade e desagradável da dor lombar crónica e TENS foi significativamente mais eficiente do que o placebo TENS na redução da intensidade da dor e produzir um efeito aditivo significativo uma semana alterar o fim do tratamento, mas não 3 ou 6 meses mais tarde.

Pelo contrário, o estudo de Herman, Williams, e Stratrord, (1994) para examinar a eficácia da TENS num programa de reabilitação para trabalhadores industriais com dor lombar aguda (n= 58). A amostra foi distribuída aleatoriamente em 2 grupos que receberam estimulação real ou placebo em combinação com o regime de exercícios, os grupos foram comparados nas medidas de resultados primários de incapacidade, intensidade da dor e regresso ao trabalho, o resultado mostrou que não foram descobertas diferenças significativas entre os grupos experimentais e placebo em nenhum dos resultados medidos, este resultado será também apoiado por Ernst, e Fialka (1993).

2 - Dor pós-operatória: - Hargreaves e Lander (1989) examinaram os efeitos da TENS na dor incisional causada pelo procedimento de limpeza e acondicionamento da ferida cirúrgica abdominal (n=75), com uma idade média de 56,9 anos, e foram distribuídos aleatoriamente por um de três grupos de intervenção: TENS, TENS placebo e grupos de controlo. A dor foi medida através de uma escala visual analógica de dor de 10 pontos. Os resultados revelaram que os indivíduos que receberam TENS apresentaram um nível de dor significativamente mais baixo após a mudança de penso do que os indivíduos que receberam TENS placebo ou nenhum tratamento (controlo). Estes resultados foram corroborados por Akyuz, Kayhan e Babacan (1993), que avaliaram a eficácia da TENS no tratamento da dor pós-operatória e na prevenção do íleo paralítico em 30 pacientes (17 experimentais e 13 placebo) que tinham sido submetidas a várias operações ginecológicas. A intensidade da dor, a necessidade de analgésicos e a presença de íleo paralítico foram avaliadas durante os três primeiros dias de pós-operatório. Os resultados mostraram que não havia diferenças significativas na intensidade da dor entre os dois grupos no período pós-operatório imediato, enquanto a avaliação efectuada no 1º, 2º e 3º dias de pós-operatório revelou uma diferença muito significativa na gravidade da dor, a utilização de analgésicos e a incidência de íleo paralítico foi menor no grupo TENS do que no grupo placebo (54% versus 12%, respetivamente).

3 - Dor músculo-esquelética Dor crónica caracterizada por um fluxo contínuo de impulsos provenientes dos aferentes nociceptivos devido a danos crónicos nos tecidos Estudo realizado por Lewis, Lewis e Cumming (1994) para comparar a eficácia analgésica da TENS e do medicamento anti-inflamatório não esteroide (AINE) para a osteoartrite dolorosa em 66 sujeitos, cada um dos quais experimentou fases de tratamento de 3 semanas (AINE mais placebo TENS; TENS mais placebo e duplo placebo).Os resultados mostraram que não havia diferenças significativas entre os três tratamentos experimentais no que respeita à gravidade da dor. Pelo contrário, Bobic e Nedvidek (1992) relataram que a dor reduziu a sua intensidade após a aplicação de TENS em pacientes (n=40) que sofrem de dor na artrite do joelho.

4 - Dores cardíacas: - West e Colquhoun (1993) estudaram o efeito da TENS no tratamento da angina de peito em 3 casos, verificaram que a TENS é útil no tratamento da angina de peito refractária à terapia médica quando o doente não é adequado para a terapia de revascularização.

5 - Dor de parto: - A eficácia da TENS para o alívio da dor de parto foi comparada com a analgesia por inalação que consiste em 50% de óxido nitroso e 50% de oxigénio (Entonox) entre 101 mulheres em início de trabalho de parto que foram distribuídas pela utilização da TENS (grupo A) ou entonox (grupo B) para o alívio da dor, os resultados não mostraram qualquer efeito benéfico no alívio da dor de parto com a utilização da TENS em relação ao entonox 18,8% versus 17%, respetivamente (El-Badery, 1996). Além disso, esta conclusão foi apoiada pelo estudo de Carroll, Trainer & Mcquay Nye, e Moore, 1997) que relatou efeitos fracos da TENS na dor do parto.

Contra-indicações e efeitos secundários da TENS:-

Ao contrário dos fármacos, a TENS não provoca náuseas, sonolência ou depressão respiratória, bem como limitação da atividade, alterações da personalidade ou dependência, a TENS pode por vezes provocar irritação ou vermelhidão da pele (Johnson, Ashton e Thompson, 1992). Exceto no caso de certos indivíduos portadores de pacemakers, a TENS nunca deve ser utilizada por pacientes portadores de pacemakers cardíacos, pois estes podem interpretar os impulsos da TENS como atividade eléctrica dos batimentos cardíacos e, assim, ficarem inibidos ou impelidos (Kattabei, 1997). Além disso, recomenda-se que os eléctrodos não sejam colocados na parte anterior do pescoço para evitar a estimulação dos nervos carotídeos e a possível hipotensão, bem como para prevenir o espasmo dos músculos laríngeos (Ammer, 1994).

Precauções: -

1- Os dispositivos TENS devem ser utilizados com precaução quando a causa da dor não está estabelecida.

2- A estimulação TENS não tem qualquer valor curativo, ou seja, a TENS não actua sobre a causa subjacente da dor.

3 - O resultado do tratamento com TENS será influenciado pela causa da dor, pelo estado psicológico do paciente e pelo uso de medicamentos

4- Recomenda-se precaução na utilização da TENS para o controlo da dor numa doente grávida, exceto durante o trabalho de parto (Joseph, 1994).

Uma visão geral sobre a menstruação

O ciclo menstrual feminino tem o seu nome devido à hemorragia periódica que ocorre com a libertação e expulsão do revestimento interno do útero, rico em tecido vascular.

O início da menstruação (menarca) ocorre, em média, entre os 10,5 e os 15,5 anos de idade e termina com a menopausa, cessação da menstruação cerca de 35 anos mais tarde (Butanrescu e Tillotson.1983). O ciclo menstrual foi descrito como um padrão complexo de flutuação hormonal. O ciclo inclui o processo de maturação do óvulo, o transporte dos óvulos através da trompa de Falópio para o útero, a preparação do revestimento uterino para a conceção e, finalmente, a eliminação desse revestimento quando a conceção não ocorre (May e Mahlmeister; 1994). Além disso, a menstruação pode ser definida como a descamação das camadas superficiais do endométrio após a retirada dos esteróides ovarianos e o processo está associado a um grau variável de perda de sangue e dura geralmente até seis dias **(Cameron Irvine & Norman, 1996).** Além disso, a menstruação é definida como uma lavagem periódica e repetitiva (mensal) do endométrio e está normalmente associada a sintomas menstruais, nomeadamente desconforto, tensão, dor e mau humor de vários graus, dependendo da personalidade da mulher, da sua estrutura básica e das condições circunstanciais.

Ciclo menstrual normal

O ciclo menstrual humano normal pode ser dividido em dois segmentos: o ciclo ovárico e o ciclo uterino. Com base no órgão em análise, o ciclo ovárico pode ainda ser dividido em fases folicular e lútea, enquanto o ciclo uterino se divide nas correspondentes fases proliferativa e secretora (May & Mahlmeister, (1994)

As fases do ciclo ovárico são caracterizadas da seguinte forma: -

A **fase folicular** é a **fase** em que o feedback hormonal promove o desenvolvimento ordenado de um único folículo dominante, que deve estar maduro a meio do ciclo e preparado para a ovulação. A duração média da fase folicular humana varia entre 10 e 14 dias e a variabilidade desta duração é responsável pela maior parte da variação na duração total do ciclo.

A **fase lútea** é o período que decorre entre a ovulação e o início da menstruação, com uma duração média de 14 dias. Um ciclo menstrual normal dura de 21 a 35 dias, com 2 a 6 dias de fluxo e uma perda média de sangue de 20 a 60 ml. No entanto, estudos efectuados com um grande número de mulheres com ciclos normais mostraram que apenas cerca de dois terços das mulheres adultas têm ciclos que duram 21-35 dias (Gould, 1990). Os extremos da vida reprodutiva (após a menarca e na perimenopausa) são caracterizados por uma maior percentagem de ciclos anovulatórios ou de duração irregular (Berek, Adashi e Hillard, 1996).

Variações hormonais

O padrão relativo de variação ovárica, uterina e hormonal ao longo do ciclo menstrual normal pode ser resumido da seguinte forma: -

1- No início de cada ciclo menstrual mensal, os níveis de esteróides gonadais são baixos e têm vindo a diminuir desde o final da fase lútea do ciclo anterior

2- Com o desaparecimento do corpo lúteo, os níveis de FSH começam a subir e é recrutado um grupo de folículos em crescimento. Cada um destes folículos segrega níveis crescentes de estrogénio à medida que crescem na fase folicular; este, por sua vez, é o estímulo para a proliferação do endométrio uterino.

3- O aumento dos níveis de estrogénio fornece um feedback negativo sobre a secreção de FSH na hipófise, que começa a diminuir a meio da fase folicular; inversamente, a LH é inicialmente estimulada pela secreção de estrogénio ao longo da fase folicular.

4- No final da fase folicular (imediatamente antes da ovulação), os receptores de LH induzidos pela FSH estão presentes nas células da granulosa e, com a estimulação da LH, modulam a secreção de progesterona.

5- Após um grau suficiente de estimulação estrogénica, é desencadeado o pico de LH da hipófise, que é a causa próxima da ovulação que ocorre 24-36 horas mais tarde.

6- O nível de estrogénio diminui durante a fase lútea inicial, numa continuação de um processo que começa imediatamente antes da ovulação e continua até à fase lútea média, quando começa a subir novamente como resultado da secreção do corpo lúteo.

7- Os níveis de progesterona aumentam abruptamente após a ovulação e podem ser usados como um sinal presuntivo de que a ovulação ocorreu.

8- Os níveis de estrogénio e progesterona permanecem elevados durante a vida do corpo lúteo e depois diminuem com o seu desaparecimento, preparando assim o palco para o ciclo seguinte.

Alterações cíclicas do endométrio:- Estas alterações ocorrem de forma ordenada em resposta à produção hormonal cíclica pelo ovário, o ciclo histológico do endométrio pode ser visto em duas partes: as glândulas endometriais e o estroma circundante. Os dois terços superficiais do endométrio são a zona que prolifera e que acaba por ser eliminada em cada ciclo se não ocorrer uma gravidez. Esta porção cíclica do endométrio é conhecida como **decídua funcional** e é composta por uma zona intermédia situada profundamente (stratum spongiosum) e uma zona compacta superficial (stratum compactum). **A decídua basalis** é a região mais profunda do endométrio e não sofre uma proliferação mensal significativa; em vez disso, é a fonte de regeneração endometrial após cada menstruação (Pemoll, 1991).

Fase proliferativa: -

Por convenção, o primeiro dia de hemorragia vaginal é designado por primeiro dia do ciclo menstrual. Após a menstruação, a fase proliferativa é caracterizada por um crescimento mitótico progressivo da decídua funcional em preparação para a implantação do embrião, em resposta ao aumento dos níveis circulantes de estrogénio

No início da fase proliferativa, o endométrio é relativamente fino (1-2 mm), a alteração predominante observada durante este período é a evolução das glândulas endometriais inicialmente rectas, estreitas e curtas para estruturas mais longas e tortuosas (Flowers e Wilbron, 1984)

Fase secretora: -

No ciclo típico de 28 dias, a ovulação ocorre no 14º dia do ciclo, nas 48-72 horas seguintes à ovulação, o início da secreção de progesterona produz uma mudança no aspeto histológico do endométrio para a fase secretora. A espessura da camada funcional é de 3,5 mm e o seu aspeto torna-se esponjoso porque as glândulas são mais tortuosas. Quando a fertilização não ocorre, a HCG não é produzida, o corpo lúteo degenera e os níveis de estrogénio e progesterona diminuem. Esta retirada hormonal faz com que o endométrio fique desidratado e "esvazie" O fluxo sanguíneo nos vasos em espiral diminui e a célula desintegra-se (May & Malmister, 1994)

Menstruação: -

Na ausência de implantação, a secreção glandular cessa e ocorre uma rutura irregular da decídua funcional, o resultado é uma descamação desta camada do endométrio a que se chama menstruação. Com a retirada dos esteróides sexuais, há um profundo espasmo vascular da artéria espiral que, em última análise, leva à isquemia endometrial. Além disso, as prostaglandinas são produzidas durante todo o ciclo menstrual e estão em sua maior concentração durante a menstruação, o que causa mais vasoespasmo arteriolar e isquemia endometrial. A PGFX também produz contracções miometriais que diminuem o fluxo sanguíneo local da parede uterina e podem servir para expulsar fisicamente do útero o tecido endometrial descamado (Ahmed, 1990).

Produção de prostaglandinas durante a menstruação

No final da fase lútea do ciclo menstrual e na ausência de conceção, o corpo lúteo sofre uma regressão e a produção de progesterona diminui. Isto resulta numa diminuição da progesterona circulante que chega ao endométrio, os lisossomas sofrem labilização e libertam enzimas lisossomais que incluem fosfolipases, especificamente a fosfolipase A_2 , que actua sobre os fosfolípidos da membrana celular para gerar ácido araquidónico, que é o precursor da biossíntese das prostaglandinas. A disponibilidade de ácido araquidónico e a lesão celular que acompanha o fluxo menstrual são dois factores importantes que estimulam a produção de prostaglandinas (Helsa, 1992).

Contractilidade uterina durante o ciclo normal

O padrão básico de contratilidade do miométrio varia durante todo o ciclo menstrual de acordo com o estado hormonal do útero (Dawood, 1983).

A)Fase proliferativa: As contracções durante a fase proliferativa são caracterizadas por uma curta duração com uma frequência que varia entre 1-3 / minuto e uma amplitude relativamente pequena de 10-30 mm Hg. O tónus em repouso é estável a um nível de 10-25 mm Hg.

B)Periovulação:- Por volta da altura da ovulação, há uma mudança definitiva no padrão de contratilidade caracterizada por um aumento da pressão de repouso para 40-60 mm

Hg e uma frequência elevada de 3-5 / minuto. A amplitude de cada contração é reduzida para 5-20 mm Hg; acredita-se que este padrão de contratilidade irá melhorar a migração dos espermatozóides.

C)Fase secretora:- Após a ovulação, o tónus é reduzido para um nível semelhante ao da fase proliferativa, quando o efeito máximo da progesterona é obtido na fase semi-secretora, a amplitude da contração aumenta durante este período e atinge o nível mais elevado na ordem dos 80 mm Hg na fase pré-menstrual, e a frequência é mais baixa em comparação com a fase periovulatória (5-10 mm Hg /10 min.).

D)Fase menstrual:- No início da menstruação há uma atividade uterina regular reforçada com uma amplitude de 50-150 mmHg e o tom de repouso varia entre 10-30 mmHg, e a frequência 3-10 durante 10 minutos. Durante os episódios de dismenorreia, as contracções uterinas apresentam vários padrões, por exemplo, nalgumas doentes, foram encontradas contracções bem coordenadas com uma pressão intra-uterina extremamente elevada, noutros casos, contracções disrítmicas com pressões altas ou baixas e, em muitos outros casos, havia um tónus basal elevado entre as contracções (Renaer, 1981).

Dismenorreia

A dismenorreia tem origem na palavra grega que significa fluxo mensal difícil, mas atualmente é geralmente entendida como menstruação dolorosa (Rashad, 1993). A dismenorreia é a queixa ginecológica mais comum das mulheres jovens (Helsa, 1992). Além disso, a dismenorreia é definida como um episódio de dor pélvica cuja duração se limita ao período de perda menstrual ou que começa um ou, no mínimo, dois dias antes e pára um ou, no mínimo, dois dias após a perda de sangue (Saleh, 1993). Além disso, Tilton (1991) definiu a dismenorreia como uma síndrome ou um complexo de sintomas que englobam náuseas, vómitos, dores de cabeça, diarreia, alterações de humor e tonturas.

A dismenorreia é um dos sintomas somáticos que ocorre no período pré-menstrual e durante o início da fase menstrual do ciclo. Para além da dor, todos os meses a dismenorreia pode trazer uma combinação de desconforto físico e emocional que é perturbador, por exemplo, náuseas e vómitos, fadiga, lombalgia, diarreia e dor de cabeça (Dalton, 1989). Estes sintomas associados precedem geralmente a dor em vários dias.

A dismenorreia tem sido tradicionalmente dividida em dois tipos básicos: a) a dismenorreia primária é definida como a dor pélvica sentida durante a menstruação na ausência de patologia pélvica subjacente grave; b) em contraste, o desconforto da dismenorreia secundária pode ser atribuído à presença de alterações físicas na anatomia pélvica normal, por exemplo, endometriose, miomas e doença inflamatória pélvica (Helsa,1992).

Tem sido postulado que podem existir dois tipos de dismenorreia primária: **a dismenorreia espasmódica** é uma dor que começa com o início da menstruação e é sentida como cólicas graves e desconforto geral na parte inferior do abdómen e nas costas; o outro tipo de **dismenorreia congestiva** ocorre normalmente antes do início da menstruação e também é caracterizada por desconforto geral na parte inferior do abdómen, bem como noutras áreas do corpo e a dor é normalmente aliviada pelo fluxo.

A dismenorreia primária pode ser considerada ligeira se a dor ocorrer apenas no primeiro dia da menstruação, tiver poucos ou nenhuns sintomas sistémicos associados e não inibir as actividades diárias da adolescente (Jones & Jones, 1996).

A dismenorreia moderada ocorre normalmente durante os primeiros 2-3 dias da menstruação e é frequentemente acompanhada de diarreia, dores de cabeça e fadiga, podendo ser necessária alguma restrição na rotina diária durante o período de maior desconforto e o absentismo escolar é pouco frequente.

Em contrapartida, podem surgir dores intensas e espasmódicas antes do início do fluxo e que duram 2 a 7 dias em doentes com dismenorreia grave, dores essas que afectam significativamente a capacidade da adolescente para realizar as suas actividades normais (Helsa, 1992)

Embora haja alguma variação na definição e análise dos sintomas subjectivos de dor entre os estudos epidemiológicos, verificou-se que existe uma prevalência consistentemente elevada de dismenorreia, independentemente do estatuto socioeconómico e dos antecedentes culturais e geográficos. Um estudo de inquérito realizado no âmbito do exame nacional de saúde (n=2699) entre adolescentes na menarca, revelou que 59,9% referiam algum grau de dor menstrual. A dor foi descrita como ligeira por 49%, moderada por 37% e grave por 14% (Dawood, 1990).

No Egito, um estudo realizado por Abou-Seeda e Abdel-Hafez (1995) para determinar a prevalência e a gravidade dos sintomas pré-menstruais entre as mulheres rurais e urbanas (n=1200) revelou que a dismenorreia era significativamente mais frequente nas mulheres urbanas (53,5%) do que nas rurais (43,1%), sendo uma das principais causas, se não a maior, de perda de horas de trabalho e de dias de escola entre as mulheres jovens. A dismenorreia representa um problema significativo do ponto de vista individual e da saúde pública (Tilton, 1991). Estima-se que 140 milhões de horas são perdidas anualmente nos EUA devido a dores abdominais, vómitos, náuseas, dores de cabeça e outros sintomas associados à dismenorreia primária. Além disso, as mulheres com dismenorreia obtêm notas mais baixas e têm mais problemas de adaptação à escola do que as mulheres sem dismenorreia (Berek et al ,1996).

Existem muitas variáveis que influenciam a incidência e a gravidade da dismenorreia primária, por exemplo, a idade, a paridade, a quantidade de fluxo menstrual e o tabagismo.

A influência da idade tem sido objeto de discussão desde há muito tempo, uma vez que a dor associada à menstruação começa 6-12 meses após a menarca, quando o ciclo menstrual se torna ovulatório (Dawood, 1990). Em contrapartida, Christen & Robert, (1998) referiram que a dismenorreia primária começa normalmente 2-3 anos após a menarca, atinge o seu máximo entre os 15-25 anos e diminui depois disso. Esta conclusão não é corroborada pelo estudo de Renaer (1981), que observou que a incidência de dismenorreia primária é menor após os 35 anos de idade. Além disso, Helsa (1992) referiu que a dismenorreia é mais frequente entre os 20 e os 24 anos de idade, mas diminui depois dos 25 anos. Não existem dados disponíveis que permitam resolver claramente esta questão.

Vários estudos demonstraram que a incidência de dismenorreia em mulheres com pelo menos um filho diminui de 50% para 6-12% da incidência em mulheres nulíparas, independentemente da idade materna (Bobak, Lowdermilk, Jensen e Perry, 1995). Pelo contrário, Sundell, Milson e Andersch (1990) referiram que a gravidade da dismenorreia estava significativamente associada à idade materna. Para além disso, Kase, Wengold e Gershenson (1990) mencionaram que a dismenorreia diminui ou desaparece após a gravidez e o nascimento dos filhos. Esta conclusão não coincide com o estudo de Tindall e (1987), que concluíram que o nascimento dos filhos não cura a dismenorreia e tem pouco efeito na incidência da dismenorreia.

Além disso, a gravidade da dismenorreia está significativamente relacionada com a duração e a quantidade do fluxo menstrual (Andresch e Milsom, 1982).

A base fisiológica para esta associação pode ser explicada pelo reconhecimento da ação das prostaglandinas tanto na regulação da menstruação como nas teorias da dor (Dawood, 1985)

Além disso, verificou-se que as raparigas que fumavam diariamente, consumiam álcool ocasional ou frequentemente e praticavam pouca atividade física tinham um risco acrescido de dismenorreia grave. A associação entre o consumo de álcool e as dores pélvicas prende-se com o facto de o álcool poder ser utilizado para atenuar as dores menstruais, quando na realidade agrava a dor ao interferir com a degradação das prostaglandinas (Reedy e Brucker, 1995). Além disso, Teperi e Rimpela (1989) descobriram que o aumento do consumo de álcool em doentes que descreviam dismenorreia grave não alterava a sua perceção da dor, apesar do aumento do consumo de álcool

Etiologia e patogénese da dismenorreia primária

Ao longo dos anos, foram postuladas várias teorias sobre a etiologia da dismenorreia espasmódica (Dawood, 1983)

1- Obstrução cervical:

É a teoria mais antiga e mais persistente para explicar a dor tipo cãibra, especialmente se o útero estiver realmente anteflexionado. De facto, não existe obstrução cervical, mas a dor pode ser devida à incapacidade do útero para expelir um grande fragmento endometrial ou um grande coágulo de sangue, como 45

A obstrução mecânica pode estimular uma contração uterina vigorosa, causando dor (Rashad, 1993). O efeito da estenose cervical não é relevante em mulheres multíparas como causa de dismenorreia primária, embora seja possível que seja adquirida como resultado de uma operação ao colo do útero, como a biópsia em cone ou a amputação do colo do útero numa operação de reparação. Reconheceu-se que a dilatação e curetagem por presumível estenose cervical é um tratamento ineficaz e inadequado para a dismenorreia primária (Toppozada, 1995).

2- Contractilidade do miométrio:-

Novac e Reynolds sugeriram pela primeira vez o papel da hiperatividade uterina na causa da dismenorreia em 1932; a dismenorreia pode dever-se a uma contração disrítmica irregular ou simplesmente a um tónus uterino elevado. Além disso, a dismenorreia pode ocorrer com uma ou mais anomalias da atividade uterina, por exemplo, um aumento do tónus em repouso, da pressão ativa, do número de contracções uterinas ou da atividade uterina descoordenada ou disrítmica. Quando mais do que uma destas anomalias ocorrem simultaneamente, potenciam-se mutuamente através do aparecimento de atividade uterina anormal. Além disso, há uma redução do fluxo sanguíneo uterino que leva à isquemia, que pode ser um dos mecanismos que levam à incapacidade de remover os produtos residuais e à acumulação de metabolitos, principalmente ácido lático. A presença de produtos residuais ou a incapacidade de manter o equilíbrio eletrolítico é provavelmente a causa da dor e da necrose devidas à isquemia (Whitfield, 1995).

3- Prostaglandinas e dismenorreia primária :-

Pickles, Hall, Best et al, (1965) foram os primeiros investigadores a sugerir que as prostaglandinas podem estar envolvidas na dismenorreia e extraíram um estimulante do músculo liso, semelhante a um lípido, do fluido menstrual, substância que foi mais tarde identificada como as prostaglandinas de cadeia de 20 carbonos (E) e (F). Foi efectuado um estudo em 28 mulheres com menos de 25 anos de idade com ciclos regulares para medir a quantidade de prostaglandina menstrual durante o primeiro e o segundo dia do ciclo.

O estudo concluiu que dezasseis das mulheres tinham dismenorreia, enquanto as outras doze mulheres tinham uma menstruação indolor. Além disso, verificaram que a quantidade de prostaglandinas no fluido menstrual das mulheres com dismenorreia era mais elevada no primeiro dia do que no segundo e era mais elevada nas mulheres com dismenorreia do que nas mulheres sem sintomas. A medição direta das prostaglandinas no endométrio e as lavagens a jato do útero também revelaram uma concentração aumentada nas mulheres dismenorreicas, em comparação com as que não têm menstruações dolorosas (Baker, 1994).

Dawood (1990) afirmou que várias linhas de evidência apontam fortemente para o aumento da produção e libertação de prostaglandinas uterinas como causa da dismenorreia primária. Os sintomas clínicos da dismenorreia primária são muito semelhantes aos efeitos secundários observados quando as prostaglandinas são administradas quer na indução do parto quer no aborto, incluindo contração uterina, náuseas e diarreia. Finalmente, muitos ensaios clínicos demonstraram que os anti-inflamatórios não esteróides que também são inibidores da síntese de prostaglandinas aliviam os sintomas; o alívio clínico é conseguido através de uma redução das prostaglandinas do fluido menstrual secundária à ação do medicamento (Kaaus e Isaacs, 1993).

4- Hormonas esteróides: -

Normalmente, na fase pré-ovulatória, sob a influência dos estrogénios, a contração uterina aumenta de frequência até atingir um pico na altura da ovulação. Na fase pós-ovulatória do ciclo, quando a progesterona está presente, a contração é menos frequente e mais regular. Além disso, o estrogénio leva à contração, enquanto a progesterona provoca o relaxamento do útero, pelo que o desequilíbrio entre as duas hormonas pode levar à dismenorreia primária (Tindall, 1987). Além disso, uma diminuição excessiva do nível de progesterona provoca dismenorreia, uma vez que, normalmente, no final da fase lútea, se não houver gravidez, o corpo lúteo regride e o nível de progesterona desce, o que resulta na labilização e na libertação de lisossomas nas células endometriais, que activam a fosfolipase A2, que hidrolisa os fosfolípidos presentes na membrana celular para gerar ácido araquónico, o principal precursor das prostaglandinas (Dawood, 1986).

5- Sistema Nervoso Autónomo: -

A resposta do músculo liso do útero às catecolaminas adrenalina e noradrenalina depende da reação da amina com adrenoceptores específicos no tecido. Os locais dos receptores foram classificados como (a excitatórios) e (P inibitórios). A predominância de um recetor sobre outro depende de muitos factores, por exemplo, a noradrenalina é predominantemente um estimulante dos receptores, provocando a contração do músculo liso uterino e este efeito a- excitatório é reforçado pelos estrogénios. A adrenalina tende a ter o seu efeito predominante nos receptores p, um efeito reforçado pela progesterona (Tilton, 1991).

6- Vasopressina: -

Foi atribuído à hormona da hipófise posterior, a vasopressina, um papel etiológico importante na hiperatividade miometrial, na redução do fluxo sanguíneo uterino e na dor da dismenorreia primária. Alguns dados preliminares sugerem que pode haver um aumento dos níveis circulantes de vasopressina nas mulheres com dismenorreia do que naquelas sem dismenorreia (Haukttsson, Akerlund, Forsling, et al, 1987). Se este aumento não for acompanhado por um aumento proporcional da concentração de oxitocina, podem ocorrer contracções uterinas disrítmicas (Kase, et al, 1990). Além disso, a administração parental de um antagonista da vasopressina de ação curta foi significativamente mais eficaz no alívio dos sintomas dismenorreicos moderados a graves do que o placebo (Govan, et al, 1993).

7- Deficiência de cálcio: -

A tensão pré-menstrual que precede o período menstrual doloroso está invariavelmente envolvida no metabolismo do cálcio. Berek, et al (1996) referem que se regista uma descida gradual, mas constante, do cálcio sérico, com início cerca de 10 dias antes do fluxo menstrual. Esta queda do cálcio é uma condição de stress e as supra-renais são afectadas de uma forma que provoca a retenção de sal e água no corpo, resultando em dores de cabeça e depressão. Quando o fluxo menstrual ocorre, o cálcio cai ainda mais, causando cãibras uterinas e musculares, bem como convulsões se a queda de cálcio for acentuadamente baixa.

8- Factores psicológicos: -

Estudos que relacionam atributos psicológicos com a angústia pré-menstrual mostraram que as pacientes com mais queixas de dor também têm pontuações mais elevadas em medidas de depressão e ansiedade. Metheny e Smith (1989), numa análise multivariada, referiram que as mulheres com níveis mais elevados de stress também descreviam um desconforto menstrual mais grave e que as mulheres que expressavam dismenorreia mais grave se sentiam geralmente mais sobrecarregadas pelas experiências de vida. Calhoun, 1985). Além disso, uma história de dismenorreia materna ou de um irmão parece ser uma caraterística importante das adolescentes com dismenorreia, devido a um aumento hereditário da produção de prostaglandinas pelo endométrio menstrual, juntamente com o condicionamento psicológico da unidade familiar

(Helsa, 1992).

Diagnóstico da dismenorreia primária

Uma vez que, normalmente, as raparigas são contra o exame pélvico, deve dedicar-se um tempo considerável a questioná-las sobre uma história menstrual completa, que inclua a idade da menarca, a data aproximada do primeiro dia do último período menstrual, a regularidade da menstruação, bem como a duração e a quantidade do fluxo, Além disso, a doente deve ser questionada sobre quando começaram os períodos dolorosos, a localização e a qualidade da dor e o grau de perturbação da rotina diária, bem como sobre o nome, a dosagem e os esquemas de tratamento dos medicamentos utilizados no passado (Rashad, 1993).

Existe um conjunto mal definido de sintomas que estão geralmente associados à dismenorreia. Na dismenorreia espasmódica, há dor abdominal que começa dentro de uma a duas horas após o primeiro aparecimento do fluxo menstrual, a dor é geralmente hipogástrica, mas pode começar numa ou em ambas as fossas ilíacas, tem um carácter dilacerante, dura dois a três minutos e é seguida de uma breve remissão. Estas ondas dolorosas sucedem-se com esse intervalo e aumentam de intensidade durante duas a três horas. Por vezes, o período de intervalo é curto e a dor é, portanto, quase contínua e de tipo tetânico. Após algumas horas, a dor torna-se menos intensa e ocorre a intervalos mais longos, terminando com uma dor local contínua durante seis a oito horas e a dor é tão intensa que pode provocar vómitos e até sintomas de choque ligeiro, ou seja, pulso rápido, palidez ou mesmo perda temporária de consciência (Rashad, 1993).

Por outro lado, Dawood (1983) descreveu a dismenorreia espasmódica como uma cólica aguda intermitente limitada à parte inferior do abdómen e com irradiação para as coxas, a dor ocorre na menarca ou após alguns anos de menstruação indolor sem qualquer lesão pélvica demonstrada. A dor é geralmente acompanhada de náuseas, vómitos e bradicardia devido à hiperexcitabilidade do nervo vago. A dor começa algumas horas antes ou na altura do aparecimento do fluxo e atinge a intensidade máxima em 24 horas. Além disso, Youngkin e Davis (1994) descreveram a dismenorreia espasmódica como a menstruação dolorosa que surge um a dois anos após a menarca, quando o ovário já amadureceu o suficiente para ficar sensibilizado pela ação das hormonas hipofisárias. A dor pode ser uma dor constante e surda, acompanhada de uma sensação de queda, que pode ser referida às pernas e à zona supra púbica, ou uma cãibra aguda e apertada, acompanhada de náuseas, vómitos, dor nos seios, bem como depressão e irritabilidade. A mesma definição foi dada por Govan, et al (1993), mas acrescentaram que a dor pode irradiar para a parte interna ou anterior das coxas e que, normalmente, precede o fluxo menstrual em 2-12 horas. Também Helsa (1992) mencionou a mesma descrição, mas acrescentou que a dor dura entre algumas horas e 24 horas e pode persistir até três dias, e que os sintomas gastrointestinais podem ser explicados por um excesso de prostaglandina uterina.

Além disso, Heitkemper, Jerrett, Bond & Turner (1991) acrescentaram que os sintomas intestinais são mais frequentes e que a dor é mais grave entre os 17 e os 24 anos, diminuindo depois; em contrapartida, Sundell, Milson e Andersch (1990) referiram que a dor ocorre pouco depois da menarca em raparigas entre os 15 e os 25 anos, diminuindo depois dessa idade e depois do casamento. Dawood (1984) também acrescentou que, em mais de 50% dos casos, a dismenorreia era acompanhada por um ou mais sintomas sistémicos. Referiu que a lombalgia ocorria em 98% dos casos, a diarreia em 60%, assim como 85% e 45% dos casos referiam fadiga e dor de cabeça, respetivamente. Por conseguinte, o diagnóstico da dismenorreia espasmódica depende principalmente do padrão de início, do carácter e do local da dor, por exemplo, a dor unilateral sugere uma lesão orgânica.

Um estudo realizado por Heitkemper, Shaver & Mitchell (1988) teve como objetivo explorar as relações entre sintomas gastrointestinais, caraterísticas das fezes, níveis de hormonas ováricas e indicações de excitação psicofisiológica em 50 mulheres (dismenorreicas, n=22; não dismenorreicas, n=28). As amostras de urina da primeira evacuação da manhã para o ensaio das catecolaminas e as amostras de soro para as hormonas ováricas, bem como a determinação da cortisona, foram obtidas nas fases menstrual, folicular e lútea.

Os resultados mostraram que as diferenças relacionadas com o ciclo menstrual nas caraterísticas das fezes e nos sintomas gastrointestinais nas mulheres com dismenorreia referiram níveis mais elevados de todos os sintomas gastrointestinais durante a menstruação, em comparação com as mulheres sem dismenorreia.

Para além disso, foram também observadas diferenças relacionadas com o ciclo na cortisona sérica, catecolaminas na urina e aumento do nível de ansiedade, particularmente em mulheres dismenorreicas. Além disso, o estudo revelou que as fezes mais soltas e os sintomas do TGI durante a menstruação não se correlacionavam com os níveis absolutos das hormonas ováricas ou com os indicadores de excitação psicofisiológica. Dawood (1990) referiu que existem três caraterísticas distintivas na história da dismenorreia primária, que constituem a base para o diagnóstico, a saber -

1 - Ocorrendo quase invariavelmente no ciclo ovulatório, o início é portanto aos 6-12 meses da menarca ou pouco depois, quando os ciclos ovulatórios estão estabelecidos.

No entanto, a endometriose também pode começar no início da menarca ou pouco depois e ter caraterísticas clínicas muito semelhantes às da dismenorreia primária.

2- A duração da dor menstrual algumas horas antes ou, geralmente, apenas altera o início do fluxo menstrual, pelo que a dismenorreia que ocorre durante todo o período do fluxo menstrual, durante mais de 2-3 dias, tem menos probabilidades de ser primária e mais probabilidades de ser dismenorreia secundária.

As dores menstruais são do tipo cólicas ou dores de parto, ocorrendo principalmente na região suprapúbica, mas também são acompanhadas de dores nas costas e dores que irradiam para a face interna da coxa.

Tratamento da dismenorreia primária

Existem dois métodos eficazes para tratar a dismenorreia, que são os inibidores da prostaglandina sintetase (anti-inflamatórios não esteróides, "AINE") e a pílula contraceptiva oral, dependendo a escolha frequentemente das necessidades contraceptivas da doente em questão, ou da presença de uma contraindicação para a utilização de um determinado medicamento (Dawood,1990).

1- Inibidores da prostaglandina sintetase: -

Os analgésicos não narcóticos compreendem um grande grupo de compostos quimicamente diferentes que têm em comum três propriedades farmacológicas principais: analgésica, anti-inflamatória e antipirética. Por serem todos de natureza não esteroide, são geralmente designados por **anti-inflamatórios não esteróides (AINE).**

Em geral, os efeitos analgésicos, anti-inflamatórios e antipiréticos dos AINEs estão relacionados com a inibição da via da ciclo-oxigenase do metabolismo do ácido araquidónico e, consequentemente, com a inibição da síntese de prostaglandinas (PG.). O efeito analgésico dos AINEs actua através da dessensibilização do efeito da PGE1 e PGE2 nos receptores nociceptivos para os seus mediadores (bradicinina, histamina e serotonina).

Os efeitos anti-inflamatórios dos AINEs são o facto de as prostaglandinas serem apenas um dos muitos factores que desempenham um papel na inflamação. Os AINEs inibem principalmente a síntese de PGs, mas, dependendo dos medicamentos individuais, podem afetar um ou mais dos outros factores. O efeito antipirético dos AINEs consiste em baixar a temperatura sem influenciar as suas causas; durante a temperatura, as PGs (E_1) e (E_2) são libertadas no hipotálamo por pirogénios em resultado da reação entre endotoxinas bacterianas e macrófagos. As prostaglandinas libertadas elevam o ponto de regulação do termóstato do hipotálamo. Portanto, os NASIDs promovem o retorno do set-point ao normal, devido à inibição da síntese de PGs (El-hawaiy; Khayyal e Isaak; 1993).

Classificação dos AINEs

A maior parte dos AINEs são de natureza ácida; pertencem a uma das várias classes de ácidos orgânicos. Por conseguinte, os AINE foram classificados em

1- Derivados do ácido salicílico, por exemplo, Aspirina

2- Derivados da pirazolona.

3- Ácidos acéticos carboxílicos e hetrocíclicos, por exemplo, indometacina

4- Derivados do ácido fenilacético, por exemplo, Dilofenac, Fenclofenac

5- Derivados do ácido propiónico, por exemplo, ibuprofeno, cetoprofeno e naproxeno

6- Derivados do ácido oxicâmico, por exemplo, Ponstan

7- Derivados de acetamilida, por exemplo, paracetamol

Tabela (1): Resumo dos medicamentos anti-prostaglandinas habitualmente prescritos para a dismenorreia (Edge e Mieler, 1994)

Medicamentos	**Dose**	**Horário**	**Dose máxima / 24 horas.**
Aspirina	325 - 650 mg	Q 4 - 6 horas.	4000 mg
Ibuprofeno	200 - 800 mg	Q 4 horas	3200 mg
Naproxeno	250 - 375 mg	Q 6 - 8 horas	1375 mg
Ácido mefenâmico (Ponstan®)	250 mg	Q 6 horas	1000 - 1250 mg

Smith e Powell (1987) estudaram um desses AINEs (meclofenamato) correlacionando a atividade uterina avaliada por medições da pressão intra-uterina, os níveis plasmáticos do fármaco e a pontuação subjectiva da intensidade da dor. O estudo demonstrou que uma redução da pressão intra-uterina e da atividade uterina durante o tratamento medicamentoso resulta numa redução da dor associada à dismenorreia primária. Todos os parâmetros que reflectem o trabalho uterino revelaram um efeito estatisticamente superior do AINE em relação ao placebo, uma vez que 63% das pacientes que receberam este agente anti-prostaglandina registaram uma redução do número de ondas de contração uterina para menos de 20% dos seus níveis pré-tratamento. Além disso, a intensidade da contração diminuiu e os tons uterinos permaneceram no nível basal durante uma maior proporção de tempo, em comparação com as doentes não tratadas.

Outros estudos realizados por Milson, Andersch e Sundell (1988), que examinaram o efeito do flubiprofeno e do naproxeno sódico, descreveram uma redução semelhante da pressão ativa, ou seja, da frequência dos ciclos de pressão, após a administração destes AINE.

Além disso, um estudo realizado por Al-Waili e Khalaf (1990) para avaliar a eficácia do supositório de indometacina na dismenorreia primária foi investigado num estudo duplamente cego (n=40) em comparação com placebo. Os indivíduos foram tratados durante quatro períodos menstruais, dois períodos com placebo e dois períodos com supositório de indometacina. A pontuação dismenorreica foi baseada no alívio de nove sintomas associados à dismenorreia, estes sintomas incluem dor pélvica, dor nas costas, dor de cabeça, tonturas, náuseas e vómitos, bem como diarreia, nervosismo e incapacidade.

O estudo revelou que a indometacina conduziu a uma diminuição significativa da frequência e da gravidade dos sintomas associados em comparação com o placebo. Além disso, Devalon & Bachman (1989) referiram que, devido ao potencial efeito placebo de qualquer regime médico introduzido para aliviar a dor, a resposta da doente deve ser seguida ao longo do ciclo inicial de tratamento, uma vez que 84 % das doentes com dismenorreia registaram uma resposta favorável ao placebo durante o primeiro ciclo menstrual de tratamento. Este facto não foi estatisticamente significativo em relação às doentes que receberam um anti-inflamatório não esteroide. No entanto, a taxa de resposta diminuiu para 29% no segundo, 16% no terceiro e 10% no quarto ciclo de tratamento com placebo. Por outro lado, a eficácia do agente anti-prostaglandina manteve-se ao longo do estudo.

Quando começar a tomar AINEs:-

Como prostaglandina sintetizada pelo endométrio, eficaz

A supressão do PG menstrual. e, por conseguinte, a dor é mais bem conseguida através da administração de AINE no início do fluxo e deve ser objetivo é a prostaglandina libertada numa produção excessiva e atingiu o seu nível máximo durante as primeiras 48 horas do fluxo menstrual

Efeitos secundários dos AINEs

A angústia epigástrica, as náuseas, os vómitos e a diarreia são efeitos secundários ocasionais da terapêutica com NS AID e são provavelmente causados pela supressão do efeito protetor das prostaglandinas na mucosa gástrica (Henzl, Massey; Hanson, Buttram, Rosenwaks & Pauls (1980). A incidência desta toxicidade foi elevada com a aspirina ou a indometacina. Outros efeitos secundários incluem obstipação, anorexia, dores de cabeça, tonturas e, menos frequentemente, perturbações visuais, irritabilidade, sonolência e erupção cutânea (Dawood, 1990).

Para além disso, todos os AINEs podem interferir com a função plaquetária e prolongar o tempo de hemorragia, pelo que devem ser evitados em doentes com perturbações hematológicas. Além disso, os AINEs estão contra-indicados em doentes com antecedentes de alergia à aspirina ou broncoespasmo induzido pela aspirina ou antecedentes de asma brônquica (Helsa, 1992). A tabela (2) resume os efeitos adversos comuns dos AINE (Christin e Roberts 1998)

Adverse drug effect	Comment
Central nervous system	
Dizziness	More common in elderly; prevent by using lower NAS ID doses
Headache	More common with indomethacin
Aseptic meningitis	Aseptic meningitis has been reported mostly in patients with connective tissue disease commonest with ibuprofen. Symptoms reversible with NSAID discontinuation.
Gastrointestinal	
Gastrointestinal bleeding	Use lower doses in elderly; mucosal barrier break down due to inhibition of prostaglandin synthesis.
Nausea / vomiting	Incidence of nausea: 3 - 9% / vomiting < 1 - 3%
Constipation	Incidence 3 - 9%
Abdominal pain Dyspepsia	Incidence 3 - 9%: more frequent with nabumetone and
Diarrhea	Incidence 3 - 9%: more frequent with Nabumetone & ketoprofen
Hepatotoxicity	Incidence 3 - 9%: more frequent with meclofenamate and nabumetone. NSAIDs can exacerbate inflammatory bowel disease
Nephrotoxicity **Dermatologic**	Up to 15% incidence. Can be dose related for some NSAIDs and salicylates or possibly a drug hypersensitivity reaction.
Rashes	More common in elderly, from prostaglandin inhibition.
Photosensitivity	
Hematologic	Often due to hypersensitivity reaction
Platelets	More common with naproxen
Hypersensitivity reactions	Aspirin: Irreversible inhibition of platelets function. Asthma due to susceptibility to prostaglandin synthesis inhibition

2- Contraceptivos:

Os inibidores da prostaglandina sintetase têm algumas vantagens distintas em relação à opção alternativa de manipulação hormonal da doente dismenorreica com contraceptivos orais, uma vez que os primeiros são tomados apenas durante 2-3 dias do ciclo menstrual, não têm uma supressão significativa do eixo gonadal hipofisário e não têm os efeitos metabólicos da pílula contraceptiva que tem de ser tomada durante pelo menos 21 de cada 28 dias.

Os níveis de prostaglandina no fluido menstrual são reduzidos para valores abaixo do normal durante a terapêutica com contraceptivos orais, o que pode ocorrer através de dois mecanismos: em primeiro lugar, os contraceptivos esteróides combinados suprimem o crescimento endometrial e, por conseguinte, reduzem o volume do fluido menstrual, a anovulação induzida pela terapêutica contraceptiva oral cria um meio endócrino que não é favorável à produção de prostaglandinas, pelo que o endométrio tem de ser exposto a níveis de progesterona na fase lútea, depois de ter sido adequadamente estrogenizado, para produzir e libertar PGF_{2a} e PGE2 em quantidades que resultem no desenvolvimento de dismenorreia (Ylikorkala e Dawood, 1978).

Foi demonstrado que o início da terapêutica contraceptiva oral em doentes com antecedentes de dismenorreia primária suprime a atividade uterina espontânea, tal como reflectida pela frequência e amplitude da contração. Além disso, verificou-se que as injecções intravenosas de vasopressina ou de prostaglandina E2a induzem menos dor ao diminuir a sensibilidade uterina a estes agentes que promovem a isquemia dos tecidos (Hauksson, Ekstrom, Juchnicka, et al, 1989).

3- Outras terapias médicas

como os antagonistas do cálcio, por exemplo, a nifedipina e o verapamil, demonstraram reduzir a hipercontratilidade uterina induzida pelas prostaglandinas, aliviando assim as dores menstruais (Andersson e Ulmsten, 1978). As dores de cabeça são um efeito secundário incómodo destas preparações, além disso, pode medir-se uma ligeira descida da pressão arterial

Fármacos que actuam como agonistas dos receptores β-adrenérgicos para aliviar a dismenorreia primária, reduzindo a contratilidade miometrial através da sua estimulação nos Preceptores. No entanto, têm efeitos secundários notáveis, como tremores, taquicardia e palpitações. Assim, a sua utilização na dismenorreia está limitada às mulheres em que os contraceptivos orais e os inibidores da prostaglandina sintetase estão contra-indicados (Ylikorkala e Dawood, 1978).

4- Terapia comportamental:-

O treino de relaxamento é um componente comum de todos os tratamentos comportamentais e tem sido utilizado com sucesso na gestão da dor espasmódica associada à menstruação (Denny e Gerrard, 198 l). Além disso, a programação de actividades tem demonstrado reduzir a gravidade dos sintomas. Esta abordagem operante à gestão da dor consiste em aumentar os níveis de atividade através de princípios de reforço, reduzir os medicamentos para a dor e aumentar o reforço social do bom comportamento por parte dos membros da família (Sigmon e Nelson, 1988). Além disso, o exercício regular diminui o stress e melhora o humor. No entanto, o efeito direto do exercício sobre os sintomas dismenorreicos é controverso. Por exemplo, Prior e Vigna (1987) referiram que o exercício físico habitual diminuía a gravidade de alguns sintomas pré-menstruais através da alteração da fisiologia hormonal. Em contrapartida, Metheny e Smith (1989) verificaram que as queixas de desconforto menstrual aumentavam geralmente nas mulheres que praticavam exercício físico regularmente. Sem dúvida, o impacto da atividade física sobre os sintomas associados à dismenorreia é complexo e individualizado.

5- Tratamentos alternativos

Na medicina tradicional chinesa, a acupunctura é utilizada desde há muito tempo durante o trabalho de parto e no parto, bem como no tratamento de várias doenças ginecológicas, por exemplo, amenorreia, menorragia, dismenorreia e infertilidade. Em (1987), Helms relatou que 10 de 11 indivíduos tratados com acupunctura para alívio da dismenorreia mostraram uma melhoria dos sintomas, em comparação com 4 de 11 mulheres que foram tratadas com acupunctura placebo.

6- Nutrição

Um aumento da ingestão alimentar de cálcio, magnésio e cafeína pode ser benéfico; também a vitamina B_6 ao longo do ciclo pode ser útil. Além disso, quantidades reduzidas de gorduras animais, carne. O óleo de coco e a ingestão de suplementos vitamínicos podem aliviar a dor. Além disso, Whitney (1989) acrescentou que a gestão do stress pode relaxar os músculos tensos e as emoções, tomar um banho quente, deitar-se com uma almofada térmica ou receber uma massagem, exercitar os músculos das costas e do estômago pode reduzir o desconforto menstrual.

ACONSELHAMENTO

O significado literal de "conselho" vem do latim counselor, instruir ou dar um conselho. No entanto, não se pode ignorar que o aconselhamento tem uma interpretação técnica geralmente aceite como um método psicológico para ajudar as pessoas a mudar para melhor. É provável que haja confusão entre os termos aconselhamento, entrevista, orientação e educação para a saúde, por exemplo, num estudo realizado por Porter & McCullough (1990) para examinar o efeito da educação para a saúde na cessação do tabagismo, o estudo foi classificado na secção de aconselhamento pessoal. Por conseguinte, o aconselhamento não é um conceito fácil de definir, uma vez que é um termo demasiado utilizado (Bumared, 1996).

O aconselhamento é definido como um processo de ajuda através do qual um indivíduo com conhecimentos e competências especiais interage com um cliente para explorar um problema ou necessidades e ajudá-lo a fazer uma escolha adequada (Hunter, 1993). Além disso, o aconselhamento foi definido por Hopson (1981) como ajudar alguém a explorar um problema, a clarificar questões conflituosas e a descobrir formas alternativas de lidar com ele, para que possa decidir o que fazer em relação a ele, ou seja, ajudar as pessoas a ajudarem-se a si próprias.

Além disso, Curry & Jaffe (1998) definiram a tarefa do aconselhamento como sendo a de dar ao cliente a oportunidade de explorar, descobrir e clarificar formas de viver com mais recursos e em direção a um maior bem-estar. Esta definição também está de acordo com a de Bumard (1989).

Objetivo do aconselhamento

O aconselhamento pode ser considerado como uma função de mudança, de prevenção ou de melhoria da vida (Bumard, 1996). **Como mudança,** o aconselhamento diz respeito a situações que, por qualquer razão, se tornaram perturbadoras e que nos impedem de prosseguir o curso normal da vida sem stress ou insatisfação. **Como agente preventivo,** o aconselhamento é capaz de ter em conta estes acontecimentos previsíveis da vida que produzem stress e que nos levam a recorrer aos nossos recursos psicológicos. Por fim, **como fator de melhoria,** o aconselhamento ajuda a abrir a nossa experiência a níveis novos e mais profundos de compreensão e apreciação.

Fases do aconselhamento

1- Fase de facilitação Esta fase é preferida durante a fase inicial de uma relação de ajuda porque permite que o cliente se sinta à vontade para descrever o problema (auto-exploração) e as competências necessárias nesta fase são a **empatia**, ou seja, a capacidade de o ajudante ver o mundo como o outro (cliente) o vê.

Snetselaar, (1989) definiu a empatia como a capacidade de percecionar com exatidão os sentimentos de outra pessoa e de lhe comunicar essa compreensão.

O processo de desenvolvimento da empatia pode ser melhor alcançado através do processo de atenção e escuta cuidadosa da outra pessoa, utilizando as competências conhecidas como **reflexão**, que significa o processo de refletir as últimas palavras que o cliente utilizou para o encorajar a dizer mais (Bumard, 1989).

O segundo componente da fase de facilitação é o respeito, que significa aceitar o cliente pelo que ele é, independentemente do que ele diz ou faz, ser amigável e educado. Além disso, Hargie, Saunders & Dickson, (1987) referiram que uma das formas de mostrar respeito é manter o cliente seguro e caloroso, o que denota mostrar atenção e adotar um comportamento não-verbal, além disso, existem certas caraterísticas incluídas no conceito de caloroso, tal como mencionado por Carkhuff, (1987), tais como, ausência de culpa, não-defensividade, bem como, ser honesto consigo próprio e estar preparado para ser aberto com os outros.

Além disso, Curry & Jaffe (1998) referiram que as duas competências de aconselhamento necessárias para trabalhar com o cliente com dor durante a fase de facilitação são falar e ouvir, porque o cliente que está muito zangado ou ansioso em resultado de uma dor não gerida pode não necessitar de cuidados especializados, mas sim de ser tranquilizado e de ter mais tempo para falar. Por conseguinte, é sempre útil encorajar o cliente a falar sobre os problemas interpessoais difíceis relacionados com a dor e aprender como essas interações se correlacionam com a experiência individual da dor.

Ischudin (1995) acrescentou que não são apenas necessárias competências de escuta e de conversação para identificar as competências específicas do aconselhamento, mas que uma técnica de questionamento adequada é crucial para uma avaliação exacta da dor dos doentes, uma vez que o tipo de técnica de questionamento será aprofundado em função da informação necessária, por exemplo, perguntas abertas como "fale-me sobre a sua dor" permitirão que os doentes falem livremente, enquanto que uma pergunta fechada ajudará os doentes a concentrarem-se em pormenores bastante específicos. Além disso, o médico acrescenta ao perfil geral dos doentes com dor as competências de observação que serão necessárias, tais como a observação da postura e das actividades do doente, a interação com os membros da família ou outros doentes.

2- Fase de transição: -

Nesta fase, o cliente define o problema e aceita a responsabilidade pela sua mudança, o ajudante pressiona suavemente o cliente a reconhecer o seu papel e o papel do ajudante torna-se mais avaliativo. O objetivo desta fase é ajudar o cliente e o ajudante a compreenderem melhor a situação problemática: - concretude, genuinidade e auto-revelação (Okun,1987).

Concretude significa ser específico e é muitas vezes complementar à empatia porque é preciso ser específico para mostrar compreensão, quando o cliente começa a formular planos específicos para resolver o seu problema, além disso, o ajudante ajuda o cliente a clarificar o que está a dizer e permite-lhe ser mais específico.

A genuinidade está relacionada com o interesse do ajudante na relação humana ou com o estado de espírito de que o ajudante pode responder ao cliente "como uma pessoa humana completa" e não apenas em termos do papel de terapeuta, o que pode ser conseguido quando o ajudante evita o comportamento estereotipado, bem como evita discrepâncias entre os valores e o comportamento da Iris ou entre os pensamentos e as preocupações na interação com os clientes (Ischudin, 1995). **A auto-revelação** é o ato de partilhar experiências pessoais com o cliente, na medida em que o ajudante descreve brevemente algo que lhe aconteceu a si próprio ou algum sentimento que experimentou, na esperança de que isso lance uma nova luz sobre o problema do cliente, por exemplo, sim, consigo compreender como a dor é importante para si, quando tenho dores e ninguém repara nelas, fico frustrado e parece piorar (Dyer e Vriend, 1988).

3- Fase de ação: -

Nesta fase, desenvolve-se um plano de ação para atingir os objectivos e o cliente toma as medidas adequadas para resolver o problema. Fernandez & Turk (1995) referem que níveis elevados de autoconsciência podem ser muito úteis à medida que o indivíduo começa a aprender a gerir a dor; este único objetivo pode fazer uma grande diferença na eficácia a longo prazo do aconselhamento para a gestão da dor. Assim, os clientes que não estão conscientes das mudanças nos seus sentimentos e comportamentos têm maior probabilidade de agir após o facto.

Existem muitas variáveis que podem afetar o processo de aconselhamento, por exemplo, a perceção do cliente, a experiência anterior, a idade, bem como o sexo, a classe social, a personalidade e o estado emocional (Brown & Srebalus, 1988), além disso, a linguagem corporal, o local adequado e o tom de voz também afectam o processo de aconselhamento, tal como referido por Hopper, Jesson e Macleod (1991).

Papel dos conselheiros: -

Curits (1985) afirmou que existem duas técnicas de aconselhamento que podem ser utilizadas para clarificar o papel do ajudante na relação com os clientes

A) Aconselhamento não-diretivo: O ajudante cria uma relação e um ambiente calorosos e empáticos, em que o cliente pode falar, resolver os seus próprios problemas e dificuldades, com encorajamento, mas com poucas interrupções ou orientações do ajudante.

Desta forma, o cliente com dor pode chegar à conclusão de que a melhor forma de lidar com ela é tentar ignorá-la ou que a sua dor está a ser mantida por ganhos secundários importantes (French, 1989).

B) Aconselhamento diretivo: O ajudante assume um papel mais ativo, concentrando-se nos pensamentos e sentimentos do cliente em relação à sua dor e tentando mudá-los. Por exemplo, o cliente pode estar continuamente a dizer a si próprio que não consegue lidar com a dor, estas mensagens negativas podem estar a causar ansiedade e depressão e a piorar a dor, pelo que o papel do ajudante é aconselhar um programa de tratamento adequado para que ele possa trabalhar.

Além disso, Arnold (1995) afirmou que não é suficiente que o ajudante facilite a tomada de decisão do cliente, o ajudante deve ser capaz de ensinar competências que permitam ao cliente assumir um maior controlo sobre a sua própria vida.

Embora não existam estudos clínicos sobre o efeito do aconselhamento na dismenorreia, a literatura médica e de enfermagem apoia em grande medida o efeito da informação na reação à dor. Por exemplo, Manderino & Bzdek (1994) referiram que a modelação e o fornecimento de informação relevante foram identificados como métodos significativos de redução da dor e da ansiedade, tanto em estudos clínicos como laboratoriais, entre as dores de parto análogas.

Além disso, Geden, Beck, Anderson & Kennish (1988) referiram que os sujeitos que receberam informação sobre a sensação esperada referiram menos dor do que aqueles que não receberam. Estes resultados foram também apoiados pelos resultados de Jacox (1992).

Além disso, Tan (1982) verificou que os sujeitos que receberam uma descrição exacta das sensações esperadas referiram uma dor menos intensa e um menor sofrimento subjetivo do que os sujeitos que receberam descrições dos procedimentos ou descrições de uma sensação típica. Para além disso, Fuller, Endress e Rice (1987) referem que os sujeitos que receberam informação sobre a sensação esperada referiram menos dor do que os sujeitos que receberam apenas informação sobre os procedimentos experimentais. Pelo contrário, Lowe (1989) encontra provas contraditórias na literatura de investigação sobre o impacto da educação para o parto na perceção da dor. Além disso, estas conclusões são apoiadas pelo estudo de Fridh e Gaston-Johansson (1990), que mencionou que 138 das mulheres primíparas e multíparas que receberam educação para o parto sentiram mais dor e desconforto durante o trabalho de parto e o parto do que esperavam.

Ischudin (1995), por outro lado, mencionou que os clientes com dor estão mais bem preparados para lidar com quase todas as situações quando as compreendem e que ensinar os clientes sobre a experiência da dor reduz a ansiedade, bem como ajuda os clientes a obterem um sentido de controlo.

Qualidade da gestão da dor

Tradicionalmente, a profissão médica tem concentrado os seus esforços na avaliação e na melhoria da qualidade dos cuidados de saúde através da revisão retrospetiva pelos pares, por exemplo, da conferência sobre a incidência da morbilidade e da mortalidade, e através da revisão de casos cirúrgicos, de indicadores adversos retrospectivos, tais como a avaliação das complicações médicas e cirúrgicas, bem como a revisão dos erros de diagnóstico. Embora estes métodos tenham como objetivo a prevenção de erros e sejam concebidos para avaliar e melhorar a eficácia dos serviços e procedimentos de cuidados de saúde (Hacker & Moore 1998).

Além disso, a maioria dos métodos de avaliação da qualidade dos cuidados de saúde tem-se baseado na premissa de que a qualidade dos cuidados é da exclusiva responsabilidade do profissional de saúde. **A dor** é um dos problemas com que os enfermeiros se deparam mais frequentemente, independentemente do contexto em que exercem a sua atividade (Mobily, Herr, & Kelly, 1993) e alguns estudos referem que a dor se encontra sistematicamente entre os problemas de enfermagem mais graves (Herr e Mobily, 1992).

Além disso, devido ao seu contacto frequente e direto com os doentes, os enfermeiros são os prestadores de cuidados de saúde mais diretamente responsáveis pela gestão global da dor, incluindo a avaliação contínua da dor, a intervenção na dor, a monitorização dos efeitos do tratamento ou a adição de diferentes técnicas de controlo da dor (Hardy e Halloran, 1986).

Nas últimas duas décadas, numerosos estudos documentaram que os enfermeiros e outros profissionais de saúde têm falta de conhecimentos sobre a gestão da dor, um facto que está bem documentado não só nos enfermeiros em exercício, mas também nos educadores de enfermagem (McCaffery & Ferrell, 1997).

Francke e Theeuwen (1994), por outro lado, constataram que os enfermeiros geralmente não avaliavam a dor de forma sistemática e, por vezes, sentiam-se impotentes quando davam apoio psicológico, desconhecendo a eficácia de algumas intervenções não farmacológicas. Um estudo realizado nos EUA com 456 enfermeiros revelou que mais de metade da amostra não sabia que o auto-relato da dor pelo doente é o indicador de dor mais fiável e que deve ser registado nos registos dos doentes como a avaliação de enfermagem da dor, independentemente do comportamento dos doentes (McCaffery e Ferrell, 1996). Além disso, apesar de as modalidades não farmacológicas (calor, compressas frias e distração) se terem revelado eficazes no controlo da dor, menos de 25% das mesmas são utilizadas, o que pode dever-se à falta de conhecimentos adequados e/ou de competências necessárias para a implementação destas intervenções (Edgar & Smith-Hanrahan, 1992). Além disso, Mobily et al (1993) acrescentaram que existe uma variedade de intervenções disponíveis para tratar o doente com dor, mas devido à falta de fiabilidade das medidas, à falta de comparabilidade entre os estudos e aos resultados contraditórios, sugerem que são necessários inquéritos mais sistemáticos para estabelecer o corpo de conhecimentos científicos sobre a intervenção na dor.

Além disso, há muitos factores que influenciam a capacidade do enfermeiro para gerir eficazmente a dor como um défice nos cuidados, que é atribuído à incapacidade individual do enfermeiro para avaliar a dor ou para a gerir. Por exemplo, Carroll e Bowsher (1993) referiram que a educação é um fator que afecta a avaliação da dor pelos enfermeiros. Muitos enfermeiros que exercem a profissão receberam informações incorrectas sobre a dor e podem ter ideias muito erradas sobre a realidade da dor do doente.

Este resultado está de acordo com Berwick (1989), segundo o qual a avaliação e a gestão da dor podem melhorar com uma maior educação, um facto apoiado pelo estudo de Mcaull, Melees, Belyea, & Clipp (1992). Pelo contrário, Mason (1981) e Graffam (1981) referiram que o nível de preparação educacional não fazia qualquer diferença na inferência da dor.

Além disso, os factores organizacionais, por outro lado, retiram o controlo e o poder das mãos dos enfermeiros e, por conseguinte, apresentam barreiras à prestação de cuidados aos doentes com dor, tais como pressões de tempo e poucas oportunidades de continuidade na atribuição de doentes.

* *Pressão de tempo:* Kwast (1998) refere que os ambientes de trabalho colocam o enfermeiro sob uma pressão de tempo e uma carga de trabalho consideráveis. Os sistemas de medição em meio hospitalar são por vezes implementados de forma a reduzir todo o trabalho do enfermeiro a tarefas visíveis. Assim, o enfermeiro é incapaz de reconhecer os padrões de comportamento da dor nos doentes de forma a permitir uma avaliação e uma gestão adequadas da dor.

* *Continuidade dos cuidados:* Os sistemas de prestação de cuidados de enfermagem, tais como a enfermagem funcional ou a enfermagem em equipa, exigem que diferentes enfermeiros sejam responsáveis por elementos de cuidados individuais, fragmentando assim os cuidados individuais; este sistema não proporciona qualquer continuidade para o enfermeiro com o doente individual. Além disso, o enfermeiro que avalia o doente com dor pode não ser responsável pela gestão farmacológica do doente e terá de recorrer a outro membro da equipa para administrar analgésicos e disporá de informações incompletas para basear a sua avaliação da intervenção. Além disso, a continuidade é necessária para permitir o reconhecimento dos padrões de comportamento que são factores importantes na avaliação da dor (Donabedian, 1988). Além disso, por vezes, os hospitais têm alguma forma de gráfico no registo de saúde para representar o padrão do doente com dor, por exemplo, o gráfico dos sinais vitais. Esta forma de registo é um indicador da convicção do hospital de que deve assumir a responsabilidade por esses aspectos dos cuidados, no entanto, normalmente não existem registos, políticas e procedimentos que documentem rotineiramente a avaliação e a gestão da dor (Kaplan, 1990).

Assim, os programas de garantia de qualidade dos departamentos devem designar o conforto do doente como um dos resultados esperados dos cuidados que são regularmente monitorizados, bem como exigir a documentação dos níveis de dor e da eficácia da gestão através de mecanismos como um fluxo cuja folha pode ter um efeito dramático na melhoria dos cuidados prestados aos doentes com dor (Roter, 1990)

Como melhorar a prática da gestão da dor

Qualquer iniciativa para melhorar a gestão da dor será muito mais eficaz se conseguirmos reunir um conjunto de pessoas com o mesmo objetivo; o processo de reunir diferentes profissionais para identificar áreas discretas de melhoria no contexto clínico foi designado por **melhoria contínua da qualidade.** Berwick **(1989)** referiu que a melhoria contínua da qualidade foi concebida para estudar o processo de prestação de cuidados com base nas necessidades e para melhorar os resultados, aumentando a consistência do desempenho em torno da norma.

Existem quatro elementos básicos na melhoria contínua da qualidade, tal como referido por Monies e Gambone (1994)

1- Trabalho de equipa: uma abordagem de trabalho de equipa é essencial para uma melhoria contínua e eficaz da qualidade. Um grupo tão pequeno pode considerar a forma de melhorar a gestão da dor e oferece a oportunidade de discutir problemas e trabalhar para os resolver. A solução pode ser valiosa em si mesma, mas a discussão e a construção de relações são a chave para uma prática eficaz.Por exemplo, pergunte a alguns doentes se têm dores e, se a resposta for "sim", peça-lhes que as classifiquem numa escala de zero a 10 (10 significa a pior dor) e depois pergunte-lhes se tomaram alguma coisa para as dores. Além disso, a revisão da avaliação e da documentação de enfermagem pode revelar áreas a melhorar.

2- Adequação dos recursos: Disponibilidade para a implementação de melhorias, tais como livros, revistas e informações no computador ou em bibliotecas, bem como ferramentas de avaliação da dor, equipamento como dispositivos para analgesia controlada pelo doente ou almofadas térmicas e fitas de relaxamento.

Deffeise (1990) referiu que é importante não esquecer que as pessoas são um recurso, o que pode incluir equipas com conhecimentos especializados, tais como a equipa de cuidados paliativos ou uma enfermeira que tenha tirado um curso de reflexologia.

3- Envolvendo os doentes na avaliação, a investigação disponível sugere que o meio mais eficaz de melhorar os resultados e a qualidade dos cuidados é envolver o doente no processo de tomada de decisões em matéria de cuidados de saúde (Gambone, Reiter e Dimatteo, 1994). A opinião do doente é fundamental para o novo sistema de cuidados de saúde e deve ser tida em conta quando se considera a eficácia da intervenção (Layzell, 1994).

Além disso, muitos doentes continuam a sentir dor sem alívio, tanto no hospital como na comunidade; se forem institucionalizadas estratégias óptimas de gestão da dor, apoiadas por regras e procedimentos, a gestão da dor melhorará (Ferrel e Wisdom, 1991).

4- Satisfação dos doentes: - A sociedade americana da dor elaborou um questionário para os doentes que foi utilizado para avaliar a satisfação dos doentes com a gestão da dor. O estudo concluiu que existe pouca relação entre a gravidade da dor e a satisfação, mesmo nos doentes com níveis elevados de dor, mas o estudo concluiu que a satisfação estava apenas relacionada com o facto de o enfermeiro ou o médico terem comunicado com o doente, o que indica que a informação era suficientemente poderosa para induzir níveis elevados de satisfação, mesmo nos doentes com níveis elevados de dor.

CAPÍTULO 3

Metodologia

O objetivo deste estudo é avaliar o efeito de diferentes métodos de terapia na intensidade da dor, no alívio dos sintomas associados à dismenorreia primária, sendo estes métodos o TENS, o aconselhamento e a medicação,

Conceção:

Foi adotado um desenho de série sintonizada para cumprir o objetivo deste estudo; os indivíduos foram seguidos durante três ciclos menstruais consecutivos.

No primeiro ciclo, foram avaliadas (pré e pós-menstrual) quanto à intensidade da dor e alívio dos sintomas associados ao uso da medicação convencional que vinham tomando sempre que tinham dor menstrual (n=60). Foi efectuada uma entrevista estruturada para avaliar o perfil demográfico e menstrual das participantes, bem como a história de dismenorreia.

No segundo ciclo, a amostra foi subdividida em 2 subgrupos, 30 indivíduos cada, que foram reavaliados quanto à intensidade da dor e ao alívio dos sintomas associados quando pararam de tomar os medicamentos e foram expostos ao TENS ou ao aconselhamento.

No terceiro ciclo, foi efectuado o acompanhamento de ambos os grupos para reavaliar a intensidade da dor e o alívio dos sintomas associados. O diagrama seguinte representa o desenho da série temporal aplicado neste estudo **(Fig. 2).**

Ciclos	1º	2.o	3ª
Grupo(l)	Medicamentos	TENS	TENS
	pré e pós	pré e pós	pré e pós
Grupo(2)	Medicamentos	aconselhamento	aconselhamento
	pré e pós	pré e pós	pré e pós

Assuntos:

Um total de 60 indivíduos com queixas de dismenorreia espasmódica foram selecionados por conveniência. Os sujeitos do estudo constituíram o seu próprio grupo de controlo, uma vez que já estavam a receber medicamentos durante a dismenorreia antes de participarem no estudo. Os sujeitos foram ainda subdivididos em dois grupos, 30 sujeitos cada; o subgrupo (1) foi selecionado para aplicação de TENS e o subgrupo (2) para receber aconselhamento relacionado com a dismenorreia.

Foram utilizados os seguintes critérios para a seleção das participantes: - idade compreendida entre os 15 e os 24 anos, saber ler e escrever, ter um fluxo menstrual regular, bem como queixas de dismenorreia espasmódica grave no início do fluxo e já ter recebido medicação para servir de controlo.

Definição:

Como a dismenorreia primária não é um estado patológico e as mulheres podem não chegar a um hospital, os locais de recolha de dados foram o local de trabalho e o domicílio

Ferramentas:

1- Uma folha de questionário concebida para os dados demográficos, o perfil menstrual, a sintomatologia menstrual e as técnicas de enfrentamento utilizadas para o alívio dos sintomas, incluindo (42) perguntas. Foram incluídos os seguintes itens

a- Dados demográficos: idade, escolaridade, profissão, ordem de nascimento, altura e peso.

b- Perfil menstrual: que incluía a idade da menarca, as caraterísticas do ciclo em termos de duração, intervalo, quantidade de fluxo e incluía o sentimento da mulher em relação à menstruação.

c- História de dismenorreia que incluía itens relacionados com a idade de início da dor, local da dor, caraterísticas da dor.

d - Técnicas de coping utilizadas para aliviar a sensação de dor, sob a forma de técnicas de coping não dependentes de drogas (medidas físicas) e dependentes de drogas, bem como o seu efeito na intensidade da dor.

e- Após a intervenção, foram avaliadas questões relacionadas com a eficácia do TENS e do aconselhamento (oito questões para o aconselhamento; & IP questões para o TENS).

2- Escala visual analógica: Esta escala é utilizada para medir a intensidade subjectiva da dor. Os extremos da escala eram 0 e 10 cm de comprimento, linha vertical, e os sujeitos foram instruídos a usar a classificação (0) quando havia ausência de dor e (10cm) quando a dor estava no seu pior momento durante uma dor menstrual normal.

3- Lista de controlo dos sintomas menstruais, que incluía 12 sintomas classificados como somáticos, tais como náuseas e vómitos, cólicas abdominais, dores de costas, e sintomas psicológicos, tais como mau humor e perda de concentração.

Uma lista de verificação de sintomatologia foi construída pelo investigador como um formulário de auto-monitorização para orientar e permitir que os sujeitos registassem os sintomas associados à menstruação ao longo dos três ciclos. A lista de verificação incluía os principais sintomas associados à dismenorreia e foi validada pelo conteúdo da dismenorreia, bem como pelos supervisores do estudo

A análise da lista de verificação foi efectuada da seguinte forma: Uma pontuação de 0 - 3 para padronizar, todas as pontuações da lista de verificação foram transferidas para percentagem. (0 = Não; 1= ligeiro; 2= moderado; 3= grave).

4- Pré e pós-teste: O investigador desenvolveu um pré-teste cognitivo para determinar a validade do conteúdo do pré-teste, que foi submetido a um painel de peritos em enfermagem obstétrica e ginecológica para avaliação.

<u>Formulário de validade de conteúdo</u>

O pré-teste foi aplicado antes das sessões para ambos os grupos e o pós-teste foi aplicado no final das sessões. O teste continha 13 perguntas, sendo que a cada pergunta correta era atribuída uma pontuação de (+ 1) e à resposta errada uma pontuação de (0)

.

Procedimento:

O método utilizado para a recolha de dados foi uma entrevista estruturada. O investigador apresentou-se ao sujeito e obteve a sua aceitação para ser recrutado para o estudo. Cada sujeito foi entrevistado individualmente, tendo o investigador ficado de frente para o sujeito durante a entrevista, e a cada sujeito foi pedido que preenchesse sozinho a folha do questionário concebido, depois de o investigador ter esclarecido os termos vagos para o sujeito enquanto este respondia à pergunta. O tempo consumido para responder a cada questionário concebido variou entre 25 e 30 minutos.

Todas as mulheres elegíveis que aceitaram participar foram entrevistadas antes do início do ciclo menstrual para recolher dados relacionados com a história demográfica e menstrual, tais como a escolaridade, a idade e a idade da menarca, a regularidade da menstruação e os sintomas associados, bem como o tipo, a dose e a frequência da medicação já recebida e o seu efeito na intensidade da dor e no alívio dos sintomas associados.

A entrevista teve lugar em casa ou no local de trabalho, numa sala silenciosa, predominantemente livre de interrupções e a uma hora conveniente para os sujeitos. Os instrumentos de avaliação da intensidade da dor foram explicados aos sujeitos e foi-lhes pedido que classificassem o grau de dor experimentado utilizando a escala visual analógica (EVA). Os dois limites da escala foram assim conhecidos e definidos para os sujeitos antes do início do estudo. A escala de avaliação é considerada um método válido, fiável e muito simples para medir a intensidade da dor. Além disso, o investigador forneceu instruções sobre a autoadministração da ferramenta, bem como sobre a utilização da ferramenta de auto-monitorização para a lista de verificação dos sintomas a cada participante, para que esta a administrasse em casa no início do ciclo.

No final da entrevista, os sujeitos foram instruídos a comparecer a uma nova entrevista para reavaliar o grau de intensidade da dor, o alívio dos sintomas associados, depois de terem recebido a medicação (1º ciclo do estudo).

No segundo ciclo do estudo, foram constituídos dois grupos, com 30 indivíduos cada, *o subgrupo (1)* que recebeu a aplicação da TENS e *o subgrupo (2)* que recebeu aconselhamento relacionado com a dismenorreia, após a interrupção da medicação habitual. Durante esse ciclo, ambos os subgrupos foram reavaliados antes e depois da aplicação da TENS, relativamente à intensidade da dor e ao alívio dos sintomas associados.

No terceiro ciclo, foi efectuado o acompanhamento de ambos os grupos, bem como a avaliação da eficácia da intervenção.

Instrumento TENS

O aparelho TENS utilizado (TICI-EL) é fabricado em Israel, com uma largura de pulso de 100 micro segundos e uma taxa de pulso de 100 pulsos / segundo com saída de corrente entre 050 mA. O conjunto Tici-El contém dois eléctrodos multiusos, fios de chumbo e pilhas alcalinas. No lado superior esquerdo do painel frontal do estimulador, há um interrutor de duas posições: ON e OFF (ligado e desligado) que são acionados com um ligeiro toque do dedo. No lado superior direito do painel frontal, havia outro interrutor de duas posições "+" e, quando os sujeitos carregavam no botão, aumentavam a intensidade do tratamento e, carregando no botão, reduziam-na.

No canto superior esquerdo da unidade de estimulação, um indicador verde pisca quando se aumenta ou diminui a intensidade do tratamento, ou seja, quando o indivíduo carrega no interrutor "+" ou "-". (Fig. 3).

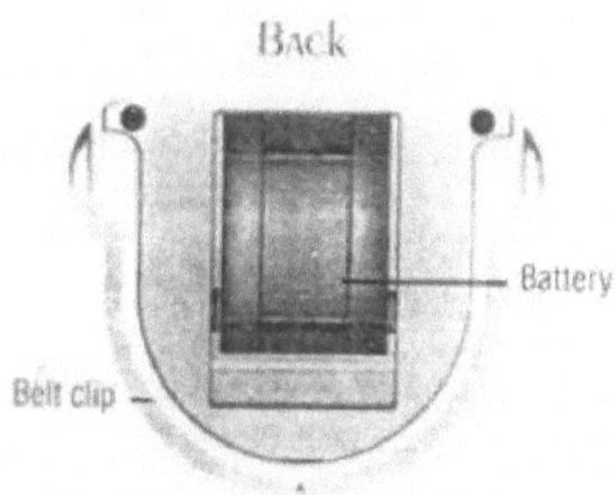

FRONT

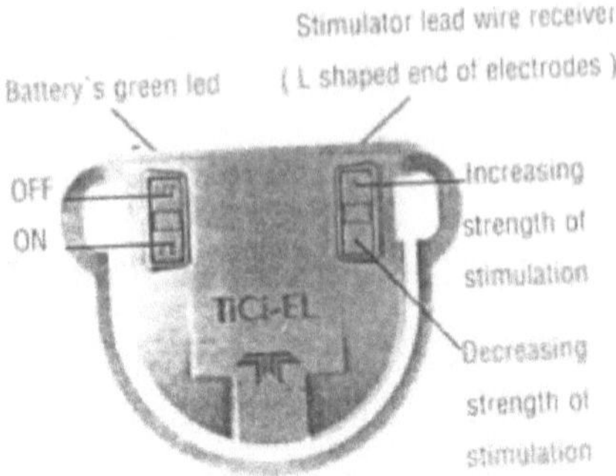

Colocação dos eléctrodos:-

Um canal de eléctrodos, cada um com uma superfície de (1,75 x 1,75 cm) de diâmetro, foi aplicado na pele na zona dolorosa. Os eléctrodos devem ser colocados na zona de dor, o mais próximo possível do centro do corpo do indivíduo, e os outros eléctrodos devem ser colocados o mais lateralmente possível, dentro do campo de dor, a uma distância de 10-15 cm. Antes de aplicar os eléctrodos na pele, certificar-se de que a área está limpa e seca e de que foi feito um bom contacto em toda a superfície adesiva do elétrodo que deve ser fixado à pele, sem deixar espaços, dobras ou bolhas de ar.

Durante o funcionamento do aparelho TENS, sentir uma ligeira sensação de cócegas ou de vibração na zona entre os dois eléctrodos, se esta sensação for agradável, deixar a regulação como está. Se, pelo contrário, a sensação não for agradável, premir o interrutor "-" durante alguns minutos até que a sensação desagradável desapareça e deixar a regulação nesse ponto. O aparelho TENS foi aplicado na zona de dor durante 60 minutos

A colocação recomendada dos eléctrodos é nas raízes do nervo lombo-sacro (L-4 a S-3) e suprapúbica no abdómen anterior (bilateralmente)

Inervação nervosa: Ramo primário anterior e ramos cutâneos dos nervos ilio-hipogástrico e ilio-inguinal.

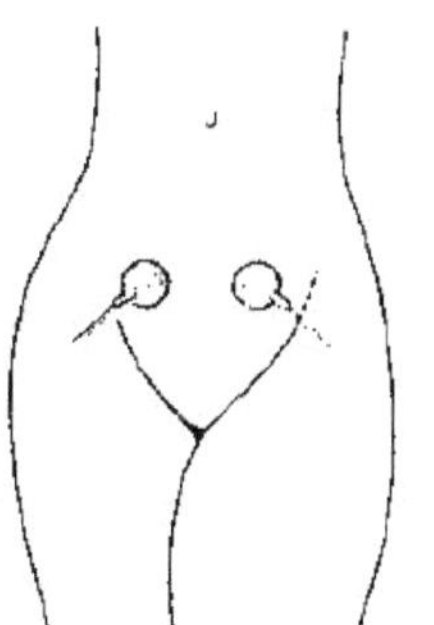

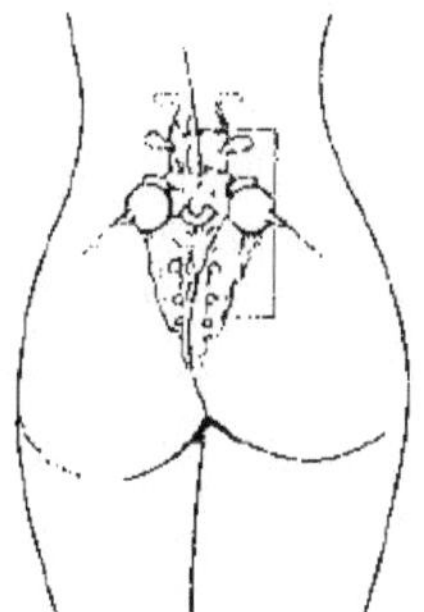

(Fig. 4)

Intervenção

1) Aplicação do grupo TENS: todos os sujeitos deste grupo foram instruídos de forma breve e clara sobre a natureza do TENS e o seu valor no controlo da sua dor espasmódica para ganhar a sua confiança e cooperação, bem como, demonstração sobre como utilizar o instrumento TENS antes do início do ciclo menstrual. Antes de realizar as aulas de conteúdo teórico, foi oferecido um pré-teste e o pós-teste foi feito no final das aulas.

O grupo TENS recebeu conhecimentos teóricos (3-4 sessões) sobre a anatomia e a fisiologia do sistema reprodutor feminino, o ciclo menstrual, as causas da sensação de dor e os factores que a afectam, utilizando imagens e modelos mostrados durante a aula como recapitulação e/ou estímulo para discussão, mas este grupo não recebeu qualquer material de apoio, exceto um guia de instruções como lista de verificação sobre como utilizar o sistema, caso o administrasse em casa.

Os sujeitos foram informados de que o tempo de intervenção era mantido constante em 60 minutos sempre que ocorresse alívio da dor para cada sujeito. Além disso, os sujeitos foram informados de que podiam interromper a estimulação a qualquer momento; também foram informados de que não foram utilizados outros medicamentos ou outros métodos de alívio da dor para além da TENS. Foi-lhes perguntado se notavam algum efeito analgésico. A pontuação da dor foi avaliada uma vez após a aplicação da unidade TENS ter parado e, se os efeitos analgésicos não começassem, os sujeitos eram questionados se tomavam ou não medicamentos. Se tomassem medicação, era-lhes perguntado se a dose era a mesma ou não. Após a intervenção, (3° ciclo), foi perguntado aos sujeitos se solicitariam o mesmo tipo de tratamento numa próxima experiência de dor.

2) Grupo de aconselhamento: O grupo de aconselhamento recebeu uma informação educativa de apoio que incluía uma sessão de instrução, a sessão de aconselhamento foi administrada 4-5 vezes, duas vezes por semana. As sessões de instrução começaram no final do primeiro ciclo, com uma apresentação introdutória oral que incluía uma declaração clara da linha de orientação e do objetivo da intervenção. As sessões de aconselhamento foram dadas de forma quase individualizada para cada sujeito, devido à impossibilidade de o investigador reunir todos os sujeitos. A seleção dos métodos de alívio da dor foi feita após a terceira sessão; durante esta sessão, os sujeitos foram ajudados a selecionar o método de tratamento da dor. Apenas foram discutidas com os sujeitos instruções sobre nutrição, compressas quentes e frias, bem como instruções sobre a medicação prescrita.

Antes de realizar as sessões teóricas, foi proposto um pré-teste e o pós-teste foi administrado no final das sessões, tendo sido entregue a cada sujeito um manual de seis páginas com imagens.

Estudo-piloto

No total, foram selecionados 20 indivíduos de forma conveniente no contexto da comunidade, e todos os indivíduos recrutados no estudo-piloto confirmaram os critérios da amostra escolhida para testar a validade e a consistência do instrumento. O resultado do estudo-piloto revelou que algumas perguntas precisavam de ser reformuladas para dar um melhor significado e serem mais facilmente compreendidas pelos participantes, por exemplo, as perguntas relacionadas com os sentimentos e a satisfação dos participantes relativamente ao aconselhamento foram transformadas em perguntas abertas em vez de perguntas fechadas.

Análise dos dados

Os dados quantitativos foram resumidos utilizando o seguinte: a) A média aritmética como uma média que descreve a tendência central da observação; b) O desvio padrão como uma medida de dispersão dos resultados em torno da média; c) O número de observações. A comparação das médias foi efectuada utilizando o teste t de Student para as variáveis independentes.

Para a comparação antes e depois, foi utilizado o teste t de Student para as variáveis dependentes (teste t emparelhado). Além disso, foi utilizado o teste do qui-quadrado (x^2) para testar a independência entre duas variáveis. A análise qualitativa foi utilizada para analisar dados qualitativos subjectivos. Além disso, foi aplicada a análise de co-variância (ANCOVA) para comparação de duas médias.

N.B.: Análise de covariância (ANCOVA) significa análise de variância em que as diferenças entre grupos são testadas após o controlo de outras variáveis denominadas covariáveis (Everitt,1994).

Limitações do estudo:

1- A amostra não foi selecionada aleatoriamente, pelo que não é necessariamente representativa da população em geral.

2- Foi proposto que o número de sujeitos fosse de 100, mas foi feita uma alteração e foram escolhidos 60 sujeitos para participar devido à falta de cooperação para a aplicação de um novo instrumento e ao insulto psicológico de transportar um instrumento elétrico.

3- Outra limitação foi o abandono das participantes devido ao desconhecimento da hora exacta da dor menstrual.

4- Quinze casos foram excluídos devido à falta de acompanhamento.

5- Uma vez que os sujeitos não frequentavam o ambulatório para tratamento, o investigador deparou-se com uma série de constrangimentos para recolher os dados da comunidade para acompanhamento.

CAPÍTULO 4

RESULTADOS

- Os resultados deste estudo são apresentados em 6 secções principais:

1- Os resultados foram relacionados com as caraterísticas dos sujeitos, bem como com o seu perfil menstrual, a perceção da menstruação e da dismenorreia e, ainda, com a história de dismenorreia.

2- Resultados relativos aos sintomas que coincidem com o início da menstruação.

3- Conclusões relacionadas com as técnicas de resposta (não dependentes de drogas e dependentes de drogas) utilizadas para aliviar a sensação de dor.

4- Resultados relativos à avaliação pré-pós da intensidade da dor durante os três ciclos do estudo

5- Resultados relacionados com a diferença entre medicamentos, TENS e aconselhamento em relação aos seus efeitos na intensidade da dor e no alívio da sintomatologia.

6- Resultados relacionados com as diferenças entre as duas variáveis de estudo através da análise ANCOVA.

1-Caraterísticas dos sujeitos

Idade:

A faixa etária dos sujeitos era de 15-22 anos, com uma média de 19,21 anos ± DP 1,71 para o grupo (TENS) e de 19,36 anos ± DP 1,97 para o grupo (Aconselhamento). Não se registaram diferenças estatisticamente significativas entre os dois grupos relativamente à idade (t = 031, p = 0,755) (Tabela 3). **Escolaridade:**

Sessenta e três vírgula três por cento do grupo (TENS) tinha formação superior, em comparação com 53,3% do grupo (Aconselhamento) que tinha recebido formação no ensino secundário. Alguns dos indivíduos de ambos os grupos, 10% e 6,7%, respetivamente, tinham o ensino preparatório. A diferença entre os dois grupos não foi estatisticamente significativa (χ^2 = 4,44, p = 0,108) (Tabela 3).

Profissão:

Sessenta e três vírgula três por cento de ambos os grupos (TENS e Aconselhamento) eram estudantes, enquanto 36,7% deles eram trabalhadores, sem diferenças estatisticamente significativas (χ^2 = .0000, p =1,0000)

Parâmetros físicos

Altura: A altura dos indivíduos variou de 145 a 176 cm, com uma média de 160,20 ± 6,01 para o grupo TENS e uma média de 161,60 ± 5,31 para o grupo de aconselhamento, sem diferença estatisticamente significativa (t = 0,96, p = 343) (Tabela 3).

Peso: O peso dos indivíduos variou entre 44 e 75 kg, com uma média de 58,78 ± 10,45 para o grupo TENS e uma média de 59,36 ± 8,36 para o grupo de aconselhamento, sem diferença estatisticamente significativa (t = 0,24, p = 0,812).

Ordem de nascimento: Quarenta e três vírgula três por cento do grupo de aconselhamento referiu que a sua ordem de nascimento era a primeira, em comparação com 26,7% do grupo TENS que referiu que a sua ordem de nascimento era a segunda, sem diferença significativa (χ^2 =,321, p =,85) (Tabela 3).

Por conseguinte, as caraterísticas do grupo estudado eram comparáveis, o que indica a homogeneidade entre os dois grupos.

Tabela, (3): Distribuição dos sujeitos em relação às suas caraterísticas (n=60)

Subjects Characteristics	(TENS)	(Counseling)	d.f.	Sig.
* Age $\bar{X} \pm$ S.D.	19.21 ± 1.71	19.366 ± 1.97	58	t =.31, p =.755
* Education -Preparatory -Secondary -University	 3 (10%) 8 (26.7%) 19 (63.3%)	 2 (6.7%) 16 (53.3%) 12 (40%)	1	χ^2 = 4.44, p=.108
* Occupation -Student -Employee	 19 (63.3%) 11 (37.7%)	 19(63.3%) 11 (37.7%)	1	χ^2 =.0000, p=1.0000
* Height $\bar{X} \pm$ S.D	160.20 ± 6.01	161.60 ±5.31	58	t =.96, p =.343
* Weight $\bar{X} \pm$ S.D	58.78 ± 10.54	59.36 ±8.36	58	t =.29, p =.812
* Birth order -First -Second -Third	 12 (40%) 8 (26.7%) 10 (33.3%)	 13 (43.3%) 9 (30%) 8 (26.7%)	1	χ^2 = 0.32, p = 0.85

Perfil menstrual:

Os dados relativos a este item foram recolhidos durante o primeiro ciclo, na altura em que as participantes entraram no estudo. Esses dados incluíam a idade da menarca, a duração e a extensão do ciclo, a quantidade de fluxo menstrual, bem como o sentimento em relação à menstruação e à dismenorreia.

Idade da menarca: A idade da menarca variou entre 12 e 17 anos, com uma média de 13,00 anos para o grupo TENS e 13,10 anos para o grupo de aconselhamento. Não foram encontradas diferenças estatisticamente significativas entre os dois grupos de estudo (t=. 38, p=.702) (Tabela 4)

A **duração e a quantidade do fluxo sanguíneo menstrual** variaram entre 3 e 8 dias, sendo a duração média do ciclo de 4,93 e 4,70 para o grupo TENS e o grupo de aconselhamento, respetivamente, sem diferenças significativas (t=.81, p=. 421). A maioria de ambos os grupos tinha um fluxo menstrual moderado, como referido por 60% para o grupo TENS e 56,7% para o grupo de aconselhamento. Um pequeno número de ambos os grupos (13,3%) referiu fluxo intenso, sem diferenças significativas (χ^2 =. 087, p =.957*)* (Tabela 4)

Relativamente à duração do ciclo, a duração média do ciclo para ambos os grupos foi igual a 28,10 e 27,30, respetivamente, sem diferenças significativas (t=1,85, p = 0,070) (Tabela 4).

Tabela, (4): Distribuição dos indivíduos em relação ao seu perfil menstrual *(n = 60)*

Characteristic	TENS	Counseling	d.f.	test	Sig.
* Age at menarche $\bar{X}$ ±SD	13.00 ±.871	13.100 ±1.12	58	χ^2 = .38	p =.702
* Length of the cycle $\bar{X}$±SD	.28.10±1.76	27.3 ±1.58	58	t = 1.85	p =.070
* Duration of flow $\bar{X}$±SD	4.93 ±1.015	4.70 ±1.21	58	t = .81	t =.421
* Amount of menstrual blood flow -Light -Moderate -Heavy	 8 (26.7%) 18 (60%) 4 (13.3%)	 9 (30%) 17 (56.7%) 4(13.3%)	2	χ^2 =.087	p =.96

Além disso, não foi encontrada qualquer diferença significativa entre os dois grupos em relação à sua perceção da menstruação e da dismenorreia, uma vez que 76,7% e 60%, respetivamente, de ambos os grupos percepcionaram a dismenorreia como um problema mensal, em comparação com 20% e 16,7% dos grupos TENS e de aconselhamento, respetivamente, que mencionaram o destino da mulher. (Tabela 5).

Tabela, (5): Distribuição dos sujeitos em relação à sua perceção da menstruação e dismenorreia. (n= 60)

Perceção dos sujeitos	TENS		Aconselhamento		d.f.	χ^2	Sig.
	n	%	n	%			
1- Controlo mensal	9	30	6	20	1	0.80	.37
2- Poder ter um filho	-	-	4	13.3		4.28	.078
3- Sentir-se maduro	6	20	4	13.3		.48	.488
4- Perturbação mensal	23	76.7	18	60		1.92	.165
5- Eliminação do sangue nocivo.	9	30	12	40		0.65	.416
6- O destino da mulher	5	16.7	6	20		0.11	.73

História de dismenorreia

A descrição da história da dismenorreia incluiu: Idade no início da dismenorreia, caraterísticas da dor, por exemplo, local, padrão, duração e intensidade, bem como os efeitos da dor nas actividades diárias, e a fonte dos conhecimentos recebidos sobre a dismenorreia.

Idade de início da dismenorreia:

A idade média da dismenorreia foi de 15,01 ± 1,28 para o grupo TENS e uma média de 15,23 ± 1,43 para o grupo de aconselhamento, sem diferenças estatisticamente significativas (t =. 62, p =. 538) (Tabela 6).

Local da dor: Setenta e seis vírgula sete por cento e 73,3% dos grupos TENS e Aconselhamento referiram a dor lombar como o local mais comum da dor, enquanto 6,7% do grupo Aconselhamento referiu que a dor irradiava do abdómen, das costas e da face interna das coxas. A diferença não foi estatisticamente significativa.

Os padrões de dor não apresentaram diferenças significativas entre os dois grupos. Sessenta e três vírgula três por cento do grupo TENS referiu que o padrão de dor ocorreu como cãibras ligeiras que aumentam gradualmente, em comparação com 53,3% do grupo de aconselhamento. Poucos elementos (6,7%) do grupo de aconselhamento referiram que o padrão de dor ocorreu como uma dor fixa e permanente (Tabela 6).

Duração da dor:

A duração média da dor foi de 2,36 ± 0,71 (dias) para o grupo TENS em comparação com uma média de 2,30 ± 0,53 para o grupo de aconselhamento. As diferenças entre os dois grupos não foram estatisticamente significativas (t =. 41, p =. 685) (Tabela 7).

Além disso, os resultados indicaram que 86,7% do grupo TENS mencionaram que a dor afectava as suas actividades regulares, em comparação com 73,3% do grupo de aconselhamento, sem diferenças significativas (χ^2 = 1,66, p =. 196) (Tabela 7)

O número de faltas variou de um dia a três dias. Cinquenta por cento de ambos os grupos referiram um dia. Enquanto que poucos (11,5%) do grupo TENS referiram três dias. Não foram encontradas diferenças entre os dois grupos em relação ao número de faltas (χ^2 = 2,74, p =. 254) (Tabela 7).

Tabela, (6): Distribuição dos sujeitos em relação à história de dismenorreia

History	TENS	Counseling	d.f.	test	Sig.
Age at onset of dysmenorrhea $\bar{X}$ ±SD	15.02±1.28	15.23±1.43	58	t =.62	.538
Pain characteristics :					
* ***Site of pain:-***					
-Abdominal and back-ache.	12 (40%)	7(23.3%)		χ^2= 1.92	p =.165
- Lower backache.	23 (76.7%)	22 (73.3%)	1	χ^2 = 0.08	p = .765
- General body aches.	4 (13.3%)	4 (13.3%)		χ^2 = 0.000	p= .000
- Extension of pain to the inner aspect of thighs.	4 (16.7%)	2 (6.7%)		χ^2= 1.45	p =.227
* ***Pattern of pain***					
- Slight cramps that increase gradually.	19(63.3%)	16 (53.3%)		χ^2 = 0.61	p =.43
- Pain at fixed place	4 (13.3%)	3 (10%)		χ^2 = 0.16	p = 687
- Attack of cramps	2 (6.7%)	3 (10%)		χ^2 = 0.22	p =.640
- Sudden acute pain	11 (36.7%)	8 (26.7%)		χ^2 = 0.69	p =.405
- Permanent fixed pain	—	2 (6.7%)		χ^2 = 2.06	p =.150

Tabela, (7): Distribuição dos sujeitos em relação à duração da intensidade da dor e seus efeitos nas actividades diárias regulares.

	TENS	Aconselhamento	d.f.	teste	Sig.
Duração da intensidade da dor (dias)	2.36 ±0.72	2.30 ±0.53	58	t = 0.41	.685
Efeitos da dor nas actividades diárias	26 (86.7%)	22 (73.3%)	1	χ^2 = 1,66	.196
Sim	4 (13.3%)	8 (26.7%)			

Não					
Número de absentismo * 1 dia * 2 dias * 3 dias	 13 (50%) 10 (40.9%) 3 (11.5%)	 13 (50%) 9 (38.5%) -	1	$\chi^2 = 2,74$	.254

Conhecimentos prévios: Sessenta por cento dos dois grupos referiram ter recebido conhecimentos sobre a dismenorreia. As fontes de informação mais comuns sobre a dismenorreia foram as colegas, as mães, as irmãs e os livros. Cinquenta por cento do grupo TENS referiu que a sua fonte de informação foram os colegas, contra 38,9% do grupo de aconselhamento. Enquanto 27,8% de ambos os grupos obtiveram informações das mães, essas diferenças foram consideradas insignificantes, conforme demonstrado pelo ($\chi^2 = 2,250$, $p = 0,522$) (Tabela 8).

Tabela, (8): Distribuição dos sujeitos em relação às suas fontes de conhecimento sobre a dismenorreia. (n=18)

Fonte de conhecimento	**TENS**		**Aconselhamento**		**d.f.**	χ^2	**Sig.**
	n	**%**	**n**	**%**			
Colegas	9	50	7	38.9	1	2.250	.522
Irmãs	3	16.7	2	11.1			
Mães	5	27.8	5	27.8			
Ler livros	1	5.6	4	22.2			

Nível de informação, tal como demonstrado pelos resultados do teste pré-pós: -

A tabela (9) mostra que houve uma diferença estatisticamente significativa no conhecimento do sujeito entre as pontuações do pré-teste e do pós-teste entre os dois grupos em todas as 3 áreas de conhecimento que incluem o conhecimento sobre anatomia e fisiologia do sistema reprodutor, fisiologia do ciclo menstrual e dor menstrual. Esta tabela mostra ligeiras diferenças na média das pontuações pós-teste entre os grupos. Esta melhoria dos conhecimentos adquiridos através da educação foi reforçada pela motivação dos sujeitos; interesse em saber como lidar com a dor menstrual

***Tabela, (9): Distribuição dos conhecimentos dos sujeitos em relação aos resultados do pré e pós-teste** (n= 60)*

Items	TENS					Counseling				
	$\bar{X}$	SD	d.f.	t. test	P	$\bar{X}$	SD	d.f.	t. test	P
Anatomy Pre	2.466	1.85	29	-4.75	0.01	2.50	1.19	29	-6.62	0.01
Post	3.733	.944				3.63	.89			
Menstrual cycle Pre	1.57	1.74	29	-609	0.01	1.40	1.38	29	-9.16	0.01
Post	3.733	1.11				3.83	.83			
Menstrual pain Pre	2.33	1.91	29	-9.09	0.01	3.47	1.43	29	-8.94	0.01
Post	5.97	1.49				6.82	1.47			

2-Sintomatologia menstrual

Os resultados desta secção são apresentados em dois grupos de sintomas: sintomas somáticos e sintomas psicológicos; ambos os tipos de sintomas foram examinados no início da dismenorreia.

Os sintomas somáticos, mais frequentemente referidos pelos dois grupos, foram náuseas e vómitos, dores de cabeça, dores nas costas, fadiga e diminuição das actividades diárias. Para além disso, foram também referidos sintomas de diarreia e seios dolorosos e sensíveis.

As cólicas abdominais foram graves em 86,7% do grupo TENS, em comparação com 73,3% do grupo de aconselhamento. Por outro lado, 53,3% do grupo de aconselhamento tinha dores de costas moderadas, em comparação com 33,3% do grupo de TENS, enquanto a fadiga era grave no grupo de TENS, tendo sido registada por 46,7% em comparação com 36,7% do grupo de aconselhamento (Tabela, 10 & 11; Fig. 5).

Tabela, (10): Distribuição do grupo TENS pelos seus sintomas somáticos coincidentes com o início da menstruação. (n= 30)

Sintomatologia	**TENS**							
	NÃO		**SIM**					
			suave		moderado		grave	
	n	%	n	%	n	%	n	%
Somático - Náuseas e vómitos	12	40	5	16.7	8	26.7	5	16.7
- Dor de cabeça	10	33.3	8	26.7	7	23.3	5	16.7
- dor nas costas	5	16.7	5	16.7	10	33.3	10	33.3
- Fadiga	1	3.3	3	10	12	40	14	46.7
- Cólicas abdominais	-	-	-	-	4	13.3	26	86.7
-Diminuição das actividades diárias	1	3.3	4	13.3	11	36.7	14	46.7
- Outros	28	93.3	-	-	1	3.3	1	3.3
a- Diarreia	-	-	1	50	-	-	-	-
b- Mama dolorosa e sensível	-	-	-	-	1	50	-	-

Tabela, (11): Distribuição do grupo de aconselhamento pelos seus sintomas somáticos coincidentes com o início da menstruação. (n= 30)

Sintomatologia	**ACONSELHAMENTO**							
	NÃO		**SIM**					
			Suave		Moderado		Grave	
	n	%	n	%	n	%	n	%
Somático - Náuseas e vómitos	9	30	5	16.7	1	36.7	5	16.7
- Dor de cabeça	13	43.3	11	36.7	4	13.3	2	6.7

- dor nas costas	1	3.3	5	16.7	16	53.3	8	26.7
- Fadiga	-	-	4	13.3	15	50	11	36.7
- Cólicas abdominais	-	-	-	-	8	26.7	22	73.3
-Diminuição das actividades diárias	1	3.3	2	6.7	15	50	12	40
- Outros	26	86.7	2	6.7	2	6.7	-	-
a- Diarreia	-	-	3	100	-	-	-	-
b- Seios dolorosos e sensíveis								

Fig (5): Comparação entre os grupos TENS e Aconselhamento em relação aos sintomas somáticos coincidentes com o início da menstruação

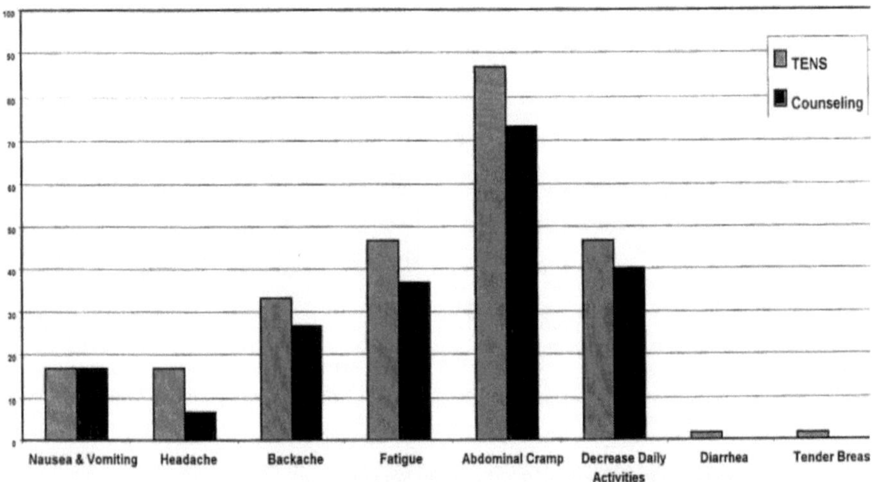

Por outro lado, os sintomas psicológicos referidos pelos sujeitos foram o mau humor, o sentimento de solidão, o choro, bem como a falta de concentração e a insónia.

Os resultados revelaram que 60% do grupo TENS sofria de alterações graves de humor, em comparação com 36,7% do grupo de aconselhamento. A insónia foi grave em 43,3% do grupo TENS contra 40% do grupo de aconselhamento (Tabelas, 12 &13; Fig.6).

Tabela, (12): Distribuição do grupo TENS pelos seus sintomas psicológicos coincidentes com o início da menstruação

Sintomatologia	TENS							
	NÃO		SIM					
			Suave		Moderado		Grave	
	n	%	n	%	n	%	n	%
Psicológico								
- Mau humor	2	6.7	5	16.7	5	16.7	18	60
- solidão	7	23.3	7	23.3	7	23.3	9	30
- Chorar	12	40	5	16.7	3	10	10	33.3
- Perda de concentração	3	10	7	23.3	10	33.3	10	33.3
- Insónia	7	23.3	2	6.7	8	26.7	13	43.3

Tabela, (13): Distribuição do grupo de aconselhamento pelos seus sintomas psicológicos coincidentes com o início da menstruação.

Sintomatologia	ACONSELHAMENTO							
	NÃO		SIM					
			Suave		Moderado		Grave	
	n	%	n	%	n	%	n	%
Psicológico								
- Mau humor	2	6.7	6	20	11	36.7	11	36.7
- solidão	6	20	11	36.	10	33.3	3	10
- Chorar	3	10	2	6.7	13	43.3	12	40
- Perda de concentração	3	10	3	10	13	43.3	11	36.7
- Insónia	1	3.3	1	3.3	16	53.3	12	40

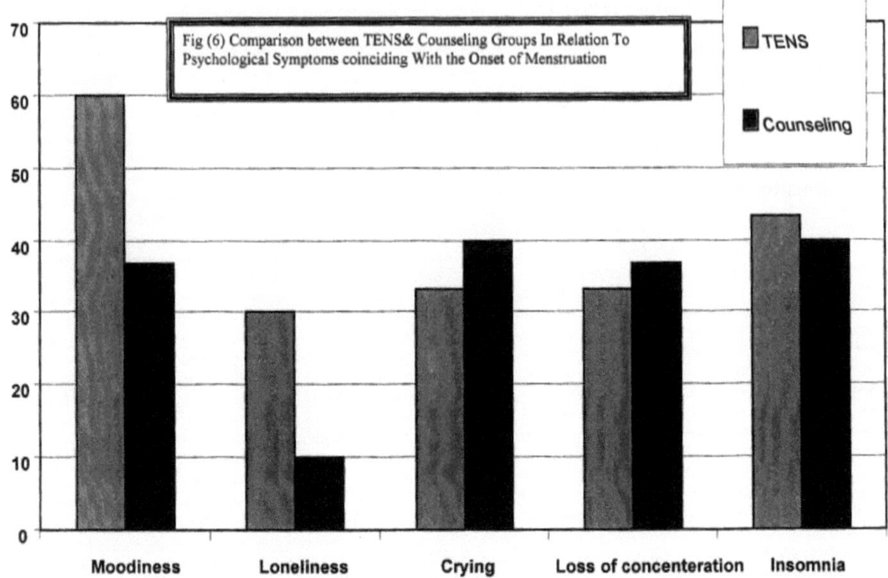

3-Técnicas de enfrentamento

A descrição das técnicas de confronto durante a dismenorreia é apresentada em duas subsecções, incluindo a) técnicas de confronto não dependentes de medicamentos e b) técnicas de confronto dependentes de medicamentos no início da dor.

a) Técnicas de sobrevivência não dependentes de fármacos antes do início da dor; segundo os relatos dos sujeitos, reduziram o sal e a dieta adequada, fizeram exercício ligeiro, evitaram a exaustão e trabalharam menos, tomaram bebidas quentes e reduziram a ingestão de alimentos. Os resultados revelaram que quase todos os sujeitos utilizaram técnicas de sobrevivência para aliviar a sensação de dor. A técnica mais comum foi evitar a exaustão, como referido por 33,3% no grupo TENS contra 13,3% no outro grupo, sem diferenças estatisticamente significativas (χ^2 = 5,009, p =. 286).

Técnicas de enfrentamento não dependentes de drogas no início da dor; os resultados mostraram que não houve diferença estatística comprovada entre as técnicas de enfrentamento dos sujeitos durante o início da dismenorreia, verificou-se que 96,7% do grupo TENS mencionou que beber líquido quente foi a primeira escolha para aliviar a dor contra 70% entre o grupo de aconselhamento (Tabela 14).

Tabela, (14): Distribuição dos sujeitos em relação às técnicas de coping não medicamentosas antes e no início da dismenorreia.

Técnicas de sobrevivência	G1		G2		d.f.	χ^2	Sig.
	n	%	n	%			
Antes:							
1-Redução do sal e dieta adequada	6	20	7	23	4	5.009	.286
2- Exercício ligeiro	5	16.7	4	133			
3- Evitar a exaustão e menos	10	33.3	4	13.3			
4- Preferir bebidas quentes e reduzir o seu consumo	7	23.3	9	30			
5- Distração e lazer	2	6.7	6	20			
Durante:							
1- Bebida quente	29	96.7	21	70	1	7.680	.0065
2- Aplicação de um saco quente no calor do abdómen	10	33.3	11	36.7	1	0.07	.786
3- Banho quente	10	33.3	12	40	1	0.28	.592
4- Evitar os saltos altos	3	10	11	36.7	1	3.96	.08
5- Evitar visitar amigos e	5	16.7	9	30	1	1.490	.222
6- Abdominais e ou costas	6	20	4	13.3	1	0.48	.488

Relativamente aos efeitos das técnicas de coping acima referidas na sensação de dor, os resultados indicaram que não houve diferença significativa entre os dois grupos em relação às suas técnicas de coping e à diminuição da sensação de dor (χ^2 =.188, p = .910)

b) Técnicas de sobrevivência dependentes da droga

Os resultados mostraram que os indivíduos utilizavam diferentes tipos de medicamentos sob a forma de comprimidos e injecções intramusculares (IM). Estes medicamentos estão divididos em dois grupos: a) medicamentos anti-espasmódicos, por exemplo, Buscopan, Spasmocibalgin e Spasmo-pyralgin, b) medicamentos anti-inflamatórios não esteróides (AINE), por exemplo, Cataflam, Ponstan, Brufen, Ketofan e Aspirina.

A maioria dos indivíduos usava comprimidos orais (71,7%) em comparação com 28,3% que usavam injecções, o número médio de comprimidos orais era de 4,48 no grupo TENS contra 4,72 no grupo de aconselhamento, sem diferenças significativas (t=.35, p= 72). Além disso, o número médio de injecções no grupo TENS foi de 2,0, em comparação com 1,83 no grupo de aconselhamento, sem diferenças significativas (t=. 27, p=.78) (Tabela 15)

Tabela, (15): Distribuição dos sujeitos em relação aos tipos de medicamentos e suas doses.

Medicamentos	**TENS**		**Aconselhamento**		**d.f.**	**teste t**	**Sig.**
	mea	**SD**	**média**	**SD**			
Comprimidos	4.48	2.12	4.72	3.32	41	.35	.72
Injecções	2.00	1.00	1.83	1.40	17	.27	.78

A comparação da eficácia dos fármacos analgésicos na intensidade da dor entre os dois grupos não revelou diferenças significativas entre os dois grupos antes e depois de receberem o fármaco, utilizando o teste t para grupos independentes, o que indica que os fármacos eram iguais entre os dois grupos (Tabela 16).

Tabela (16): Teste t para grupo independente em relação à intensidade da dor antes e depois de receber a medicação (1º ciclo)

Grupos	**TENS**		**Aconselhamento**		**d.f.**	**teste t**	**Sig.**
	média	**SD**	**média**	**SD**			
Intensidade da dor (antes)	7.82	1.85	8.42	1.31	58	1.56	.129
Intensidade da dor (após)	3.43	1.59	3.76	1.68	58	.79	.434

4-Avaliação pré e pós da intensidade da dor nos dois grupos de estudo

O teste t emparelhado que compara a intensidade média da dor entre o primeiro, o segundo e o terceiro ciclo (antes e depois) para cada grupo mostrou diferenças altamente significativas (Tabela 17).

Para o grupo TENS (antes): a intensidade média da dor no primeiro ciclo foi de 7,82±1,65, em comparação com 7,23±1,18 e 7,05±1,40 durante o segundo e terceiro ciclos, respetivamente.

Para o grupo de aconselhamento (antes): a dor média foi de 8,42 ± 1,31 durante a primeira avaliação, contra 8,60 ± 0,904 e 8,83 ± 0,79 no segundo e terceiro ciclos, respetivamente.

Diferença após o tratamento: Os resultados revelaram que existia uma diferença significativa na sensação de dor entre os dois grupos que tinham recebido medicação durante o 1° ciclo; esta diferença foi considerada altamente significativa. Para além disso, o grupo TENS referiu uma menor sensação de dor durante o 2° e 3° ciclos do estudo (teste t=17,09, 18,23, p = 0,001), além disso, observou-se que o grupo de aconselhamento referiu uma ligeira melhoria na sensação de dor durante o 2° e 3° ciclos. Esta diferença foi considerada significativa (t = 6,13, 6,42, p = 0,001). (Tabela 17).

Tabela, (17): Comparação entre a intensidade da dor no primeiro, segundo e terceiro ciclo nos diferentes grupos em estudo (antes e depois)

Cycles	Before		After		d.f.	t-test	Sig.
	$\bar{X}$	SD	$\bar{X}$	SD			
First cycle							
TENS	7.82	± 1.65	3.4	± 1.18	29	10.97	p=0.01
Counseling	8.42	± 1.31	3.76	± 1.68		13.51	p= 0.01
Second cycle							
TENS	7.23	±1.18	3.25	±.972	29	17.09	p= 0.01
Counseling	8.60	±.904	7.13	±1.37		6.13	p= 0.01
Third cycle							
TENS	7.05	± 1.14	2.90	±.65	29	18.23	p= 0.01
Counseling	8.83	±-791	7.3	±1.77		6.42	p= 0.01

5-Efeito analgésico e alívio dos sintomas dos medicamentos, TENS e aconselhamento entre os três ciclos em estudo

O teste t pareado comparando os efeitos analgésicos relacionados à redução da dor da TENS e da medicação durante o 1º, 2º e 3º ciclos (após x após) não mostrou diferença significativa (Tabela 18). Entretanto, o teste t indicou que houve uma diferença altamente significativa entre receber medicação e aliviar os sintomas (somáticos e psicológicos) melhor do que a TENS.

Tabela, (18): Diferença entre medicamento e TENS em relação aos seus efeitos na sensação de dor e alívio dos sintomas

Cycles	Drugs		TENS		d.f.	t- test	sig.
	$\bar{X}$	SD	$\bar{X}$	SD			
PAIN							
Med. vs TENS (2nd cycle)	3.43	1.59	3.25	.972	29	.63	.531
Med.vs.TENS (3rd cycle)	3.43	1.59	2.90	.649	29	1.78	.085
symptomatology **Somatic**							
Med.vs.TENS(2nd cycle)	2.50	1.65	4.30	.915	29	-5.51	.0001
Med.vs.TENS(3rd cycle)	2.50	1.65	4.40	.932	29	-5.53	.0001
Psychological							
Med.vs.TENS(2nd cycle)	3.33	1.64	4.80	1.15	29	-4.74	.0001
Med.vs.TENS(3rd cycle)	3.33	1.64	4.96	1.27	29	-6.38	.0001

Além disso, comparando a diferença entre os medicamentos e o aconselhamento após o tratamento nos três ciclos, a tabela (19) mostra que a redução da dor e o alívio da sintomatologia foram menos relatados entre os medicamentos do que no grupo de aconselhamento no primeiro ciclo, em comparação com os 2º e 3º ciclos do estudo.

Tabela, (19): Diferença entre medicamentos e aconselhamento em relação aos seus efeitos na sensação de dor e no alívio dos sintomas

Ciclos	Drogas		Aconselhamento		d.f.	teste t	sig.
	$\bar{X}$	SD	$\bar{X}$	SD			
DOR							
Med. vs aconselhamento (2° ciclo)	3.76	1.68	7.13	1.37	29	-9.20	.003
Med. vs. aconselhamento (3° ciclo)	3.76	1.68	7.36	1.76	29	- 8.75	.002
Sintomatologia **Somático**							
Med. vs. aconselhamento (2° ciclo)	2.73	1.59	4.40	.770	29	-6.31	.001
Med. vs. aconselhamento (3° ciclo)	2.73	1.59	4.30	.651	29	-5.72	.001
Psicológico							
Med. vs. aconselhamento (2° ciclo)	3.80	1.91	5.83	.913	29	-6.22	.001
Med .vs. aconselhamento (3° ciclo)	3.80	1.91	5.93	.365	29	-6.44	.001

6-Diferença entre TENS e aconselhamento durante o 2° e 3° ciclos através da análise ANCOVA

Os resultados indicaram que os dois grupos eram idênticos, pelo que supusemos que todos os sujeitos estavam a tomar medicamentos como uma variável covariante com fixação da dose do medicamento. Isto indica que os resultados relativos à dor e ao alívio dos sintomas se devem apenas ao efeito da intervenção.

De seguida, apresentamos esta análise para cada ciclo, a fim de mostrar o efeito longitudinal das intervenções. **Em primeiro lugar,** o efeito das intervenções entre os dois grupos durante o 2º ciclo. A tabela (20) mostra uma diferença altamente significativa entre os dois grupos estudados (F=112,14, p=0,01). Esta diferença refere-se ao facto de o grupo TENS ter sido melhor do que o grupo de aconselhamento. Com base na análise ANCOVA, a variável covariante é a dose, com a fixação da dose do medicamento ainda existe uma diferença altamente significativa entre os dois grupos (F=62,71, p=0,01).

Esta diferença indica que o grupo TENS foi melhor do que o grupo de aconselhamento, uma vez que a intensidade média da dor foi de 3,25 no grupo TENS em comparação com 7,13 no grupo de aconselhamento e a diferença significativa entre as duas médias foi de 3,88 (Tabela 20-1).

Tabela, (20): Representar a diferença entre os dois grupos através da análise ANCOVA (segundo ciclo)

	Soma dos quadrados	**Quadrado médio**	**Teste F.**	**d.f.**	**Sig.**
Dose	83.32	83.32	62.71	1	0.01
Diferença entre grupos	148.99	148.99	112.14	1	0.01
Explicação	232.31	116.16	87.42	2	0.01
Residual	75.73	1.33	87.42	57	
Total	308.05	5.221	87.42	59	

Tabela, (20-1): Representa a diferença entre as médias de dois grupos

Grupos	**TENS**	**Aconselhamento**
TENS	3.25 [a]	3,88 *[b]
Aconselhamento		7.13 [a]

"a" Refere-se à intensidade média da dor para cada grupo

"b*" Representa a diferença significativa entre dois grupos

Quanto ao alívio da sintomatologia entre os dois grupos, os resultados mostraram que não foi encontrada diferença entre os grupos em relação ao alívio da sintomatologia somática (F=.002, p =.969), entretanto, os resultados mostram que a sintomatologia psicológica foi maior no grupo de aconselhamento do que no de TENS, apesar da fixação da dose do medicamento ter encontrado diferenças altamente significativas (F =15.032, p=0.01) (Tabela 21).

Tabela, (21): Representação do alívio da sintomatologia somática e psicológica nos dois grupos (segundo ciclo)

Sintomatologia	**Soma dos quadrados**	**Quadrado médio**	**d.f.**	**Teste F.**	**Sig.**
Somático					
- Dose	.602	.602	1	.836	.364
- Diferença entre grupos	.001	.001	1	.002	.969
- Explicação	.603	.302	1	.419	.660
- Residual	41.047	.720	57		
TOTAL	**41.650**	**.706**	**59**		
Psicológico					
- Dose	.823	.823	1	.759	.387
- Diferença entre grupos	16.311	16.311	1	15.032	0.01
- Explicação	17.134	8.567	2	7.895	0.001
- Residual	61.849	1.085	57		
TOTAL	**78.983**	**1.339**	**59**		

A Tabela (21-1) resume a diferença média entre os dois grupos, em relação ao alívio da sintomatologia, o resultado mostrou que o grupo TENS relatou menor sintomatologia do que o grupo de aconselhamento.

Tabela, (21-1): A diferença entre os dois grupos estudados (segundo ciclo)

Grupos Diferença	**TENS**	**Aconselhamento**
	$\bar{X}$	$\bar{X}$
Somático	4.30	4.40
Psicológico	4.80	5.83

Em segundo lugar, o efeito das intervenções entre os dois grupos de estudo durante o 3.º ciclo, os resultados mostraram uma diferença altamente significativa entre os dois grupos (F =102,84, p = 0,01) (Tabela 22). De acordo com a análise ANCOVA, a dose é uma variável covariante com fixação da dose do fármaco, continua a existir uma diferença altamente significativa entre os dois grupos (F=65,98, p=0,01).

O grupo TENS relatou menor intensidade média de dor 2,90 quando comparado com 7,37 entre o grupo de aconselhamento e a diferença média significativa entre os dois grupos foi de 5,53 (Tabela, 22-1). De acordo com a análise ANCOVA, a dose é uma variável covariante com a fixação da dose do fármaco, ainda existe uma diferença altamente significativa entre os dois grupos (F= 65,98, p = 0,01).

Tabela, (22): Representa a diferença de dor entre os dois grupos utilizando a análise ANCOVA (Terceiro ciclo)

	Soma dos quadrados	**Quadrado médio**	**d.f.**	**Teste F.**	**Sig.**
Dose	117.18	117.18	1	65.78	0.01
Diferença entre grupos	183.20	183.20	1	102.84	0.01
Explicação	300.39	150.10	2	84.31	0.01
Residual	101.54	1.781	57	-	-
Total	401.93	6.812	59	-	-

Tabela, (22-1): Representa a diferença entre as duas médias da intensidade da dor entre os dois grupos de estudo

Grupos	**TENS**	**Aconselhamento**
TENS	2.90 [a]	5.53 [b*]
Aconselhamento		7.37 [a]

"a" Refere-se à intensidade média da dor para cada grupo

"b*" Representa a diferença significativa entre dois grupos

Relativamente ao alívio dos sintomas associados, os resultados mostraram que não foi encontrada qualquer diferença entre os dois grupos no que diz respeito ao alívio dos sintomas somáticos (F=.303, p =.584), para além disso, o TENS alivia melhor os sintomas psicológicos do que o aconselhamento. Esta diferença apresentou uma diferença altamente significativa (F=19,70, p=0,001). (Tabela 23).

Tabela, (23): Representação do alívio da sintomatologia somática e psicológica nos dois grupos (terceiro ciclo)

Sintomatologia	**Soma dos quadrados**	**Quadrado médio**	**d.f.**	**Teste F.**	**Sig.**
Somático					
- Dose	.002	.002	1	.002	.962
- Diferença entre grupos	.199	.199	1	.303	.584
- Explicação	.201	.100	2	.135	.859
- Residual	37.449	.657	57		
TOTAL	37.650	.638	59		
Psicológico					
- Dose	.533	.533	1	.636	.429
- Diferença entre grupos	16.520	16.520	1	19.701	0.001
- Explicação	17.053	8.527	2	10.168	0.001
- Residual	47.797	.839	57		
TOTAL	64.850	1.099	59		

Além disso, a tabela (23-1) inclui a diferença média entre os dois grupos em relação ao alívio dos sintomas. O estudo revelou que o grupo TENS relatou menos sintomas associados, uma vez que a diferença média foi de 4,40 e 4,79, do que o grupo de aconselhamento, uma vez que a diferença média foi de 4,30 e 5,90, respetivamente.

Tabela, (23-1): A diferença entre os dois grupos estudados (Terceiro ciclo)

Grupos Diferença	**TENS**	**Aconselhamento**
	$\bar{X}$	$\bar{X}$
Somático	4.40	4.30

Psicológico	4.97	5.90

Em conclusão, (Tabela, 24, fig.7) resumem o rácio de melhoria da dor entre os dois grupos durante os três ciclos. Os resultados revelaram que tanto a administração de medicamentos como a aplicação de TENS tiveram um nível semelhante de redução da dor em comparação com o aconselhamento.

Tabela, (24): Representa o rácio de melhoria da dor entre os dois grupos durante os três ciclos

Ciclos	**TENS**				**Aconselhamento**			
	pré	**posto**	**diff.**	**rácio (100%)**	**pré**	**posto**	**diff.**	**rácio (100%)**
1st ciclo (medicamentos)	7.82	3.43	4.39	56.14	8.42	3.77	4.65	55.26
2º ciclo	7.23	3.25	3.98	55.05	8.60	7.13	1.47	17.09
3º ciclo	7.07	2.90	4.15	58.86	8.83	7.37	1.46	16.53

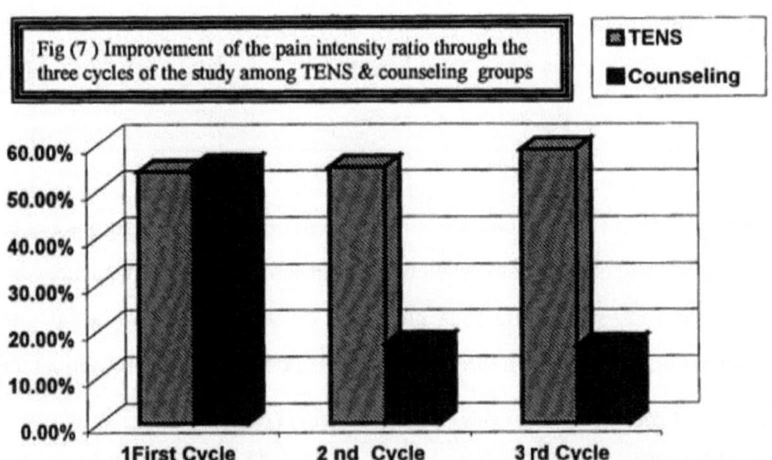

Além disso, (fig. 8) resume o rácio de diminuição da ingestão de medicamentos entre os dois grupos. Esta figura mostra que o grupo TENS diminuiu o rácio de dependência da ingestão de medicamentos de 50,7% para 49,95% durante os 2nd e 3rd ciclos do estudo, em comparação com 7,79% e 28,78% entre o grupo de aconselhamento, respetivamente.

Fig (8) comparação entre os grupos TENS e aconselhamento em relação à diminuição da ingestão de medicamentos (2nd, 3rd) ciclos do estudo

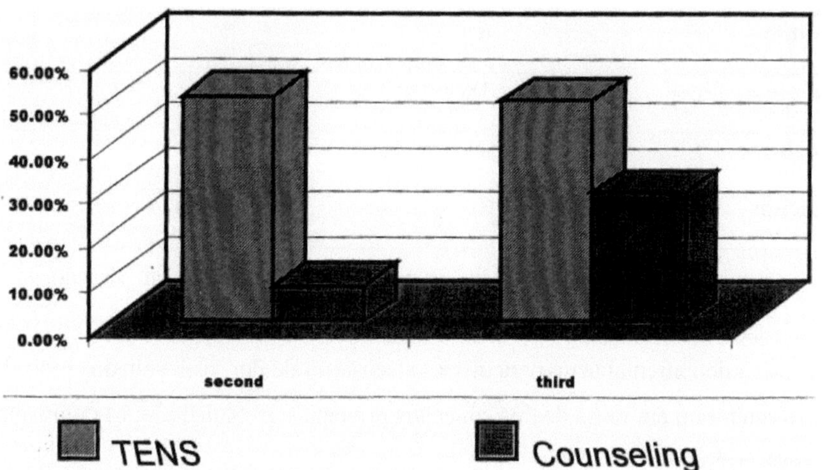

Relativamente aos receios dos sujeitos em relação ao aparelho de TENS, os resultados mostraram que 80% deles referiram ter medo de aplicar o aparelho, receios esses baseados nos seus efeitos sobre uma futura gravidez, como 29,2% dos sujeitos mencionaram, em comparação com 12,5% deles que referiram os seus receios relacionados com os efeitos sobre a regularidade do ciclo menstrual (Tabela 25).

Tabela, (25): Distribuição dos sujeitos em relação aos seus medos quanto à aplicação da unidade TENS. (n = 24)

Medos	n	%
1 - Efeitos na conceção posterior	7	29.2
2-Efeitos sobre a regularidade do ciclo menstrual	3	12.5
3- Falta de conhecimento sobre este tipo de intervenção	5	20.8
4- Suscetibilidade à eletricidade	5	20.8
5- Efeitos no cérebro	4	16.7

Para além disso, após a intervenção terapêutica, uma maior proporção do grupo TENS

(60%) referiu que solicitaria o mesmo tipo de analgesia se a unidade estivesse disponível, em comparação com 26,66% de indecisos (Tabela 26).

Tabela (26): Frequência dos sujeitos que responderam às questões "Irá solicitar o mesmo tipo de analgesia?" (n= 30)

Assunto	n	%
Sim	18	60
Não	4	13.33
Indecisos	8	26.66

Além disso, a análise qualitativa do grupo de aconselhamento em relação ao seu sentimento, satisfação em relação à informação que receberam e os seus efeitos sobre as técnicas de enfrentamento para aliviar a sensação de dor, os resultados indicaram que se centraram em torno de três conceitos principais: a) Satisfação; b) Otimismo; e c) Insatisfação.

Na figura (9) são apresentados exemplos de cada um destes conceitos, tal como emergiram dos dados

Fig. (9): Apresentou os conceitos acima e demonstrou como cada um deles emergiu dos dados. (n= 30)

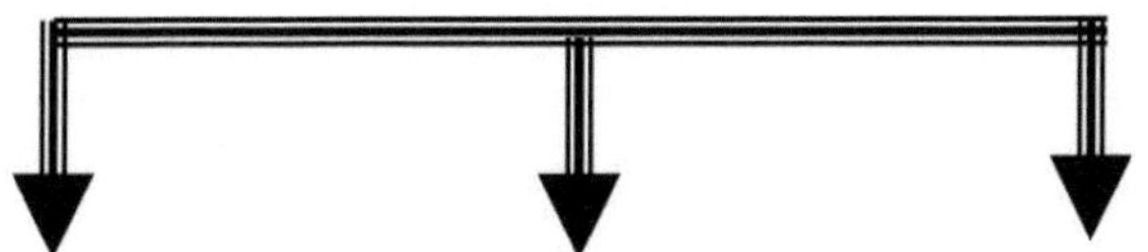

<u>Satisfaction</u>

Maintain some control over the situation such as, look at the problem objectively & see the positive side of the problem e.g. temporary events.

Decrease the dose of the drug as possible.

Improve their knowledge deficit regarding this issue, considered some alternatives for handling the pain e.g. hot/cold compresses, decrease salt in diet

<u>Optimistic</u>

Feeling happy because it is a temporary event

Feeling of being able to conceive.

Feeling that next time pain will be get better

<u>Unsatisfaction</u>

Feeling upset due to being dependent on medication.

Time of introducing this issue was too late.

Resign the problem to the fate.

Feeling anxious related to inability to do anything.

They wish to get rid of this pain in spite of knowing the cause.

CAPÍTULO 5

DISCUSSÃO

O objetivo deste estudo foi avaliar o efeito de diferentes modalidades de alívio da dor na intensidade da dor em mulheres que sofrem de dismenorreia primária. Estas modalidades incluíram: a) TENS; b) aconselhamento e c) medicamentos.

Os resultados deste estudo serão discutidos no âmbito do seguinte quadro de referência:

1- Perfil menstrual e sintomatologia menstrual.

2- Técnicas de adaptação utilizadas para aliviar a sensação de dor.

3- Comparação entre as variáveis relacionadas no que respeita ao seu efeito analgésico e ao alívio dos sintomas associados.

(1) Perfil menstrual (M. P) e sintomatologia menstrual

Idade da menarca: O presente estudo revelou que não houve diferença significativa entre os dois grupos de estudo em relação à idade da menarca, que variou entre 12 e 17 anos, com uma média de 13 anos entre os dois grupos (TENS e Aconselhamento). Este resultado está de acordo com os resultados de Ghonamy (1996) e Thomas, Okonofua & Chiboka (1990), que referem que a idade da menarca variava entre os 7 e os 17 anos, com uma média de 13,14 anos. Por outro lado, May e Malmeister (1994) referem que o início da menstruação tem vindo a diminuir de forma constante entre as adolescentes nos EUA, atingindo um intervalo entre os 9 e os 17 anos, com uma média de 12 anos. Esta discrepância pode dever-se a diferenças genéticas, de constituição corporal e de hábitos nutricionais.

A duração do ciclo não revelou qualquer diferença significativa entre os dois grupos, uma vez que a duração média para ambos os grupos foi de 28,10 e 27,30 dias, respetivamente. Ghonamy (1996) registou uma duração média do ciclo menstrual de 26 dias entre estudantes universitárias dos grupos médico e não médico (n = 800)

Além disso, Davey (1996) verificou que havia uma tendência para a duração média do ciclo diminuir com a idade, passando de 30 dias aos 20 anos para 27 dias aos 40 anos.

Além disso, verificou-se que o stress, a doença, a fadiga, bem como as condições ambientais e as diferenças hormonais influenciam a duração do ciclo (Dickason, Silverman e Schult, 1994).

Relativamente à duração do fluxo menstrual, o presente estudo também não revelou qualquer diferença significativa entre os dois grupos, uma vez que a duração média do fluxo foi de 4,93 e 4,70 dias, respetivamente, entre os dois grupos. Este estudo está em conformidade com o resultado da (OMS, 1987), que indicou uma duração do fluxo menstrual que variava entre 2 e 7 dias, com uma média de 5 dias, e qualquer fluxo menstrual com uma duração igual ou superior a 8 dias deve ser considerado um fluxo excessivo. Além disso, esta conclusão também foi corroborada por Ghonamy (1996), que registou uma duração de 4,01 e 4,14 dias entre os grupos médicos e não médicos

O presente estudo não revelou qualquer associação entre a idade, altura, peso, duração do ciclo, frequência ou duração do fluxo menstrual e a prevalência ou gravidade da dismenorreia nos dois grupos de estudo. Estes resultados foram apoiados por Sundell, Milsom e Andersch (1990).

Em contrapartida, Kase & Gershenson (1990) referem que as mulheres obesas e com um fluxo menstrual mais longo têm uma taxa de dismenorreia muito mais elevada do que as atletas e com um fluxo inferior a 3 dias

No que diz respeito à **sintomatologia menstrual,** o presente estudo revelou que as participantes de ambos os grupos referiram mais sintomas somáticos do que psicológicos, uma vez que 86,7% do grupo TENS referiu a dor abdominal como o primeiro sintoma, em comparação com 73,3% do grupo de aconselhamento, ao passo que as alterações de humor foram referidas por 60% do grupo TENS, em comparação com 40% do grupo de aconselhamento, que referiu choro e insónia.

Estes resultados foram corroborados pelo estudo de Rizkalla, Mishriky, Defrawi, et al (1993), que investigou os sintomas menstruais em estudantes de medicina da Universidade do Canal de Suez (n = 140), tendo verificado que os sintomas mais frequentes eram cólicas abdominais, dores nas costas e fadiga geral em 74% da amostra. Além disso, esta conclusão está de acordo com o estudo de Ghonamy (1996);

Cronje & Kritzinger (1991), bem como com o estudo de Hasin, Dennerstein e Gotts (1988), que referiram que as cólicas abdominais eram a queixa mais frequente. Pelo contrário, Helsa (1992) referiu que os vómitos eram os primeiros sintomas somáticos mencionados por 89% dos inquiridos, em comparação com a fadiga, a dor lombar e a dor de cabeça (85%, 60% e 45%, respetivamente).

Também foram relatadas queixas psicológicas como mau humor, solidão, choro, perda de concentração e insónia. Estes resultados foram apoiados por Atwood (1992); Lee e Rittenhouse (1991), que referiram que o mau humor, a tensão do choro e a irritabilidade durante a fase menstrual eram as queixas recorrentes entre as amostras. Esta diferença pode dever-se a efeitos culturais e ambientais, ao tipo de instrumentos utilizados para recolher os dados e ao tipo de desenhos utilizados. Além disso, Hasin et al. (1988) referiram que as mulheres árabes e africanas tinham mais probabilidades de referir mais sintomas somáticos do que psicológicos.

(2) Técnicas de controlo: -

A menstruação, quando ocorre, é um fenómeno contínuo e não está sob controlo voluntário para fazer face às dores menstruais e participar nas actividades diárias.

Os dados relacionados com os estilos de confronto anteriores dos sujeitos foram investigados para detetar a sua influência na intensidade da dor. A experiência passada é um pré-requisito para a aprendizagem; Carroll & Bowsher (1993) descreveram que as situações passadas têm efeitos na resposta à dor porque alteram a perceção que os sujeitos têm da dor. Os resultados deste estudo não revelaram diferenças significativas entre os grupos de estudo no que diz respeito às suas técnicas de enfrentamento para aliviar a sensação de dor. Verificou-se que beber líquidos quentes e evitar a exaustão estavam entre as técnicas de sobrevivência mais utilizadas para aliviar as dores pré-menstruais e menstruais. Este facto foi referido por 96,7% e 70% dos grupos de TENS e de aconselhamento, respetivamente, ao contrário de Ghonamy (1996), que referiu que o repouso e o sono, preferindo estar sozinha, eram a primeira escolha para aliviar a dor durante as dores menstruais, tal como referido por 80,5% e 58,4% dos grupos médicos e não médicos, respetivamente. Uma explicação alternativa para os resultados acima referidos pode, no entanto, ser atribuída ao facto de os líquidos quentes aumentarem o fluxo sanguíneo para os órgãos superficiais e, consequentemente, aliviarem a dor.

(3) Efeitos analgésicos e alívio da sintomatologia:-

Como indicado pelos resultados deste estudo, as duas primeiras hipóteses testadas não foram apoiadas.

A primeira hipótese dizia respeito ao efeito da TENS na diminuição da intensidade da dor e na redução dos sintomas associados, em comparação com a medicação. Verificou-se que os dois métodos não diferiam no seu efeito sobre a intensidade da dor; para além disso, o estudo revelou que a medicação aliviava melhor a sintomatologia do que a TENS, tendo esta diferença sido considerada altamente significativa. (Tabela 16).

Um estudo realizado por Milsom, Hedner e Mannheimer (1994) para comparar o efeito da TENS e do naproxeno oral na pressão intra-uterina e na dor menstrual em 12 mulheres na Suécia, mostrou que a administração oral de naproxeno suprimiu a atividade uterina e reduziu significativamente a pontuação da dor em comparação com a TENS, que induziu um rápido início do alívio da dor sem quaisquer alterações significativas na atividade uterina. Estes resultados foram também apoiados por Smith e Heltzel, (1991).

Além disso, Benassi, Bertani e Avanzini (1993) compararam o meclofenamato de sódio e o naproxeno sódico como fármaco anti-inflamatório não esteroide (AINE) para prevenir a dismenorreia num estudo aleatório em dupla ocultação, através da observação da descida da temperatura corporal basal que normalmente precede o início da menstruação, levando a uma prevenção mais precoce da libertação de prostaglandinas e leucotrienos, o estudo revelou que o meclofenamato de sódio conduziu a uma redução considerável da dor, com uma excelente adesão dos doentes e sem quaisquer complicações significativas em comparação com o naproxeno de sódio.

Esta conclusão não é apoiada pelo estudo de Zhang e Wan (1998) que avaliou a eficácia e a segurança do naproxeno, do ibuprofeno, dos ácidos mefenâmicos, bem como da aspirina, do paracetamol e do placebo no tratamento da dismenorreia. Os resultados mostraram que as mulheres que tomavam naproxeno tinham três vezes mais probabilidades de obter um alívio pelo menos moderado da dor do que as que tomavam placebo e que o ibuprofeno, o ácido mefenâmico e a aspirina também eram superiores ao placebo, mas o paracetamol não. Além disso, a necessidade de recorrer a analgésicos de emergência, a restrição da vida quotidiana e a ausência do trabalho ou da escola foram menos frequentes com o naproxeno e o ibuprofeno do que com o placebo, mas não com a aspirina ou o paracetamol.

Em contrapartida, um estudo efectuado nos Estados Unidos em 32 mulheres com dismenorreia primária tratadas com TENS durante dois ciclos, placebo e TENS durante um ciclo ou ibuprofeno 400 mg quatro vezes por dia durante um ciclo. Os resultados revelaram que um número significativamente maior de indivíduos que receberam tratamento com TENS não necessitaram de medicação de resgate ou necessitaram de menos ibuprofeno de reserva 4, 8 e 12 horas após o início da dismenorreia. Além disso, a TENS proporcionou um alívio subjetivo da dor bom a excelente em 42,2% dos indivíduos, em comparação com 3,2% com a TENS placebo. Além disso, verificou-se que o TENS reduziu significativamente a diarreia, o fluxo menstrual, a formação de coágulos e que o TENS mais o ibuprofeno proporcionaram um alívio da dor equivalente ao obtido apenas com o ibuprofeno (71% e 75% respetivamente El - Badery , 1996).

A segunda hipótese, que dizia respeito ao facto de os indivíduos que receberam aconselhamento relacionado com a dismenorreia referirem menor intensidade da dor e alívio dos sintomas associados do que os que receberam medicação, também não foi confirmada. Os resultados revelaram que havia uma diferença altamente significativa na sensação de dor e alívio dos sintomas entre os indivíduos que tinham recebido medicação do que entre o grupo de aconselhamento (Tabela 17). Esta conclusão pode dever-se ao facto de o grupo de aconselhamento conter mais indivíduos susceptíveis à dor, uma vez que este grupo teve um nível mais baixo de melhoria da dor em comparação com o grupo TENS, ou pode dever-se ao facto de o aconselhamento relacionado com a questão da dor ser difícil de aplicar entre os egípcios, em comparação com a medicação. No entanto, não existem estudos clínicos para avaliar o efeito do aconselhamento na dor menstrual para resolver claramente esta questão.

Os resultados deste estudo apoiaram a terceira hipótese de que existe uma diferença entre o TENS e o aconselhamento em relação à diminuição da intensidade da dor e, consequentemente, ao alívio dos sintomas associados. Verificou-se que houve uma diferença significativa entre o TENS e o aconselhamento ao longo dos dois ciclos de intervenções. Os achados revelaram alguma associação entre a aplicação do TENS e a diminuição da intensidade da dor, bem como, o alívio dos sintomas associados. Por exemplo, apesar de se supor que todos os sujeitos estão a tomar medicação com fixação da dose do medicamento, foi encontrada uma pontuação mais elevada de intensidade da dor nos grupos de aconselhamento em comparação com os grupos de TENS. Do mesmo modo, foi observada uma percentagem mais elevada de diminuição da ingestão de medicamentos após a intervenção (2.º e 3.º ciclos do estudo) no grupo TENS do que no grupo de aconselhamento (50% vs. 28%, respetivamente). No entanto, uma explicação alternativa para os resultados acima referidos pode ser o facto de o momento da introdução do aconselhamento ter sido demasiado tardio, uma vez que os indivíduos já estavam a receber medicação há muito tempo. Estas conclusões foram corroboradas pelos resultados do presente estudo, uma vez que os indivíduos dos grupos de aconselhamento referiram que pretendiam identificar mais cedo estes conhecimentos, que os poderiam ajudar a controlar as dores, ou talvez se devessem ao facto de se adaptarem habitualmente ao tratamento da dor através de medicamentos.

Além disso, Lundeberg, et al (1985) compararam os efeitos de redução da dor da TENS de alta frequência (100 Hz), da TENS de baixa frequência (2 Hz) e da TENS placebo em 21 indivíduos que sofriam de dismenorreia primária. Os resultados mostraram que 70% dos pacientes experimentaram uma redução da dor quando tratados com alta frequência, em comparação com 45% dos pacientes que utilizaram TENS de baixa frequência. Estes resultados são congruentes com a literatura sobre a dor menstrual. Por exemplo, Mannheimer e Lampe (1984) avaliaram e compararam os efeitos da TENS convencional e da TENS semelhante à acupunctura num grupo de 27 estudantes com um historial de dores menstruais e distribuídas aleatoriamente por um de três grupos: controlo, TENS convencional e TENS semelhante à acupunctura. Os resultados mostraram uma diminuição média da intensidade da dor entre 72,2%, 51,8% e 26,1% para os grupos convencional, semelhante à acupunctura e de controlo, respetivamente, e a duração média do alívio da dor foi de 4,2 horas no grupo convencional e de 2,5 horas no grupo de acupunctura.

Além disso, um estudo efectuado por Kaplan, Peled, Pardo, et al (1994) para avaliar o efeito da TENS como alívio da dismenorreia durante dois ciclos menstruais, concluiu que 30% dos indivíduos (n=61) relataram um alívio acentuado da dor e 60% relataram um alívio moderado da dor e os restantes relataram que a TENS não teve qualquer influência na sua dor. Estes resultados foram corroborados por Benassi, Bertani, Beski & Tagliavini (1992), que relataram bons efeitos analgésicos da TENS durante o período menstrual, sem quaisquer efeitos secundários importantes e com uma elevada adesão por parte das pacientes.

Além disso, este estudo revelou que uma proporção significativamente maior dos indivíduos do grupo TENS referiu que solicitaria o mesmo método de alívio da dor numa experiência de dor subsequente. Este facto está de acordo com os resultados da investigação. Uma explicação para os resultados acima referidos é o facto de os sujeitos favorecerem o TENS devido às suas conveniências e pode dever-se ao facto de muitos sujeitos serem menos tolerantes aos medicamentos

Resumo

Sempre foi necessário um método seguro e não invasivo de alívio da dor durante a dismenorreia. Este estudo tenta avaliar o efeito de diferentes modalidades na intensidade da dor menstrual e no alívio dos sintomas associados à dismenorreia primária: TENS, aconselhamento e medicamentos. O estudo utilizou um desenho de séries temporais e os indivíduos foram seguidos durante três ciclos menstruais consecutivos.

A amostra era constituída por 60 indivíduos que já estavam a receber medicamentos para a dismenorreia antes de entrarem no estudo (primeiro ciclo do estudo). A amostra foi subdividida em dois grupos, 30 indivíduos cada, o subgrupo (1) que recebeu a aplicação de TENS e o subgrupo (2) que recebeu aconselhamento relacionado com a dismenorreia.

Foram utilizados vários locais da comunidade para recrutar a amostra, como o local de trabalho e o domicílio. O investigador elaborou uma folha de questionário para recolher dados relacionados com o perfil demográfico e menstrual, a sintomatologia e as técnicas de coping utilizadas para aliviar a dor e os sintomas associados. Os sujeitos foram entrevistados antes do início da dismenorreia e depois de receberem as intervenções.

Os resultados dos dados demográficos revelaram que a idade variava entre os 15 e os 22 anos, com uma média de 19,21 anos para o grupo TENS e uma média de 19,36 anos para o grupo de aconselhamento, sem qualquer diferença significativa

Relativamente às habilitações literárias, o nível de escolaridade variou entre o ensino preparatório e o universitário, uma vez que 63,3 % do grupo TENS tinha formação superior, em comparação com 53,3 % do grupo de aconselhamento, que tinha concluído o ensino secundário.

- Quanto à profissão, 63,3% de ambos os grupos (TENS e aconselhamento) eram estudantes e 36,7% trabalhavam. Quanto aos parâmetros físicos, a altura dos indivíduos variava entre 145 e 176 cm, com uma média de 160,20 para o grupo TENS e uma média de 160,60 para o outro grupo, sem diferença significativa; o peso dos indivíduos variava entre 44 e 74 kg, com uma média de 58,78 kg para o grupo TENS e uma média de 59,36 kg para o grupo de aconselhamento, sem diferença significativa.

- Relativamente ao perfil menstrual, o estudo revelou que a idade da menarca variava entre os 12 e os 17 anos, com uma média de 13 anos para o grupo TENS e para o grupo de aconselhamento.

- A duração média do ciclo foi de 4,93 -4,70 dias para o grupo de TENS e aconselhamento, e a quantidade de fluxo menstrual foi moderada para 6% e 56,7% para o grupo de TENS e aconselhamento, em comparação com 4% de ambos os grupos que referiram fluxo intenso, sem diferenças significativas.

- Relativamente à história de dismenorreia, a idade média de incidência de dismenorreia foi de 15,01 anos para o grupo TENS e uma média de 15,23 anos para o grupo de aconselhamento, sem diferença significativa, e o local mais comum de sensação de dor foi a dor lombar, referida por 76,7% e 73,3% do grupo TENS e do grupo de aconselhamento, respetivamente, sem diferença significativa.

- Padrão e duração da sensação de dor, os resultados revelaram que 63,3% dos grupos de TENS e 53,3% dos grupos de aconselhamento relataram que o padrão ocorre como cãibras ligeiras que aumentam gradualmente com uma duração média de 2,36 dias para o grupo de TENS em comparação com uma duração média de 2,30 dias para o grupo de aconselhamento, sem diferença significativa.

- Não foi encontrada qualquer diferença significativa entre os dois grupos relativamente à sua perceção da menstruação e da dismenorreia, uma vez que 76,7% e 60%, respetivamente, de ambos os grupos consideram que a dismenorreia é mensal.

- No que diz respeito ao efeito da dor na atividade diária, os resultados revelaram que 86,7% e 73,3% do grupo TENS e do grupo de aconselhamento, respetivamente, referiram que a dor afecta as suas actividades regulares, uma vez que 50% de ambos os grupos referiram um dia, em comparação com 11,5% do grupo TENS, que referiu 3 dias de absentismo no trabalho ou na escola, sem diferença significativa.

- Verificou-se também que 60% de ambos os grupos referiram ter recebido conhecimentos sobre a dismenorreia e que os seus colegas foram a primeira fonte de informação entre os TENS, em comparação com 38,9% entre os que receberam aconselhamento.

- Sintomatologia menstrual: os resultados revelaram que os sintomas somáticos eram mais elevados em ambos os grupos do que os sintomas psicológicos e que o grupo TENS relatou uma maior percentagem de queixas somáticas e psicológicas do que o grupo de aconselhamento.

Os resultados também revelaram que ambos os grupos receberam técnicas de controlo não dependentes de medicamentos e dependentes de medicamentos para aliviar a sensação de dor antes e no início da menstruação. As técnicas mais comuns para lidar com a dor antes do início da menstruação foram a exaustão urinária, referida por 33,3% do grupo TENS contra 13,3% do outro grupo, e a ingestão de líquidos quentes no início da dor foi a primeira escolha para aliviar a dor, referida por 96,7% do grupo TENS contra 70% do grupo de aconselhamento, sem quaisquer efeitos significativos na sensação de dor.

- Além disso, os resultados revelaram que 71,*7%* de cada grupo utilizavam medicação oral em comparação com 28,3% que utilizavam injeção para aliviar a sensação de dor.

- Relativamente aos efeitos analgésicos sobre a sensação de dor e o alívio dos sintomas associados com a utilização dos três tipos de modalidades (TENS, Aconselhamento e Medicamentos) nos três ciclos em estudo, os resultados revelaram que a medicação e a aplicação do aparelho de TENS tiveram efeitos iguais na redução da dor, enquanto a medicação foi melhor do que o TENS e o aconselhamento em relação ao alívio dos sintomas, com uma diferença altamente significativa.

- Além disso, os resultados revelaram que a TENS foi melhor do que o aconselhamento em relação à sensação de dor e ao alívio dos sintomas relacionados.

Em conclusão, o nível de melhoria entre os dois grupos em estudo durante os três ciclos revelou que a medicação e a TENS tiveram um nível igual de melhoria em relação ao grau de sensação de dor, uma vez que o rácio de melhoria foi de 56,14% e 55,05%, respetivamente, melhor do que o rácio de melhoria entre o grupo de aconselhamento, uma vez que o nível de melhoria foi de 17,***09%*** e 16,53%, respetivamente.

Recomendações

Com base nas conclusões do presente estudo, recomenda-se o seguinte:

1- Melhorar a consciencialização do público sobre as modalidades alternativas de alívio da dor na dismenorreia. Esta informação pode alterar a sua atitude e comportamento em relação a novos tipos de modalidades.

2- Conceber um programa educativo para as jovens das escolas secundárias para melhorar os seus conhecimentos sobre a dismenorreia como um processo normal.

3- Encontrar um canal para discutir questões relacionadas com a dismenorreia através de uma clínica para adolescentes disponível em ambulatórios e escolas.

4- É necessário outro estudo para determinar o efeito prolongado da TENS e a magnitude do alívio da dor na dismenorreia.

REFERÊNCIAS

Abou-seeda, M; & Abdel-hafez, S. (1995): An epidemiological study of the premenstrual syndrome in urban & rural Egyptian, Egyptian society of obestet& Gvneco. 21 (3): 7-12

Abram, S. E. (1993): Avanços na gestão da dor crónica desde o controlo do portão, Req-Anesth, Mar-Abr; 18 (2): 66-81

Ahles, T. A.; Blanchard, E. B. & Ruckdeschel, J. C. (1984). The multi - dimensional nature of cancer related pain, Pain, 17 (3), 277 - 288

Ahmed, S. S. (1990): Comparative effects of TENS & exercise program in relation to painful sacro-iliac joint during pregnancy, Unpublished Master thesis, High institute of physical therapy, Cairo university

Akerlund, M. (1987). Can primary dysmenorrhea be alleviated by a vasopressin antagonist? Results of a pilot study, Ata obstet gynecol sc&, (66), 459-61

Akyuz, Z, G; Kayhan, 0; Babacan, A; & Gener, F. (1993): Transcutaneous electrical nerve stimulation (TENS) in the treatment of post-operative pain & prevention of paralytic ileus, Clinical rehabilitation. 7 (3): 218221

Al-Waili, N.S. & Kalof, Z.D. (1990): Eficácia do supositório de indometacina na dismenorreia primária, Indian, J. Med. Res., 92: 298-301

Ammer, K. (1994). Eletroterapia, Weiner Medizinische Wochenschrift, Alemanha, 144(3), 60-65

Andersson, D. E. & Ulmsten, U. (1980). Effects of nifedipine on myometrial activity & lower abdominal pain in women with primary dysmenorrhea, Br. J, obstet. Gynecol. (85), 142-148

Arnold, E. B. (1995). Interpersonal relationship, 2ª ed., Filadélfia, W. B Saunder, P.36

Atwood, J. D. (1992): Efeito da mudança de humor pré-menstrual, Anúncio do Jornal. Cl J, 7 (3), 17 -19

Aubuchon, P. G.; Calhoun, K. S. (1985). Menstrual cycle symptomatology: The role of social expectancy & experimental dem &, Psychosom. Med. (47). 35-45

Baker, S. (1994): Menstruation & related problems & concerns, In: Woman's health, A primary care clinical guide. Editado por Youngkin, E. Q & Davis, M.S, Appleton, p. p 77- 87

Benassi, L; Bertani, D; & Avanzini, A. (1993): An attempts at real prophylaxis of primary dysmenorrhea: comparison between meclofenamate sodium & naproxen sodium, Clin-Exp-obstet-Gvnecol, 20 (2), 102-107

Benassi, L; Bertani, D; Beski, L; &Tagliavini, M. (1992): Efficacy of mini- TENS in the treatment of primary dysmenorrhea, Ann-obstet-Ginecol- Med- Perinat. 113(4) 207-214

Benedittis, G; Massei, R. & Nobili, R. (1988): The Italian pain questionnaire: pain.33 (1), abril, 53-62

Berek, J. S; Adashi, E. Y. & Hillard, P. A. (1996). Novak's Gynecology, 12th ed. Williams & Wilkins, P.P. 408-112

Berwick, D. M. (1989). A melhoria contínua como um ideal nos cuidados de saúde, N. Engl. J. Med, 310-53

Bobak, I. M; Lowermilk, D. L; Jensen, M.D & Perry, S. E (1995). Dysmenorrhea: Maternity nursing, Mosby, p. 858

Bobic, B; & Nedvidek, B. (1992): The effect of transcutaneous electrical nerve stimulation on pain in knee arthroses, Med-Preql.45 (10): 359-64

Bonica, J. J. (1990): The management of pain, 2nd ed, Philadelphia, p.p 6170

Bourke, D. L. (1994). TENS Vs. placebo, Pain, 56 (1), 122-123

Brown, M. & Srebalus, D. J. (1988). An introduction to the counseling process, prentice hall, Philadelphia, P.P. 34 - 44

Brown, M.J (1991) Pain, Medical-surgical nursing, a nursing process approach, 2nd. ed. W.B Sunders Company, Tokyo, 107-145

Bumard, P. (1996): Counseling: Como deve ser definido e avaliado? Nursing Times,

29, (5), 39- 40

Bumard, P. (1989). Counseling skills for health professionals (Competências de aconselhamento para profissionais de saúde), 2.ª ed., Chapnan & Hall, Londres. Chapnan & Hall, Londres, p. 22 - 34

Butnarescu, G.; Tillotson, D. M. (1983). Developmental readiness for pregnancy & parenthood, Maternity nursing, theory to practice, San Antoniony, Texas, P.P. 86-91

Cameron, I T.; Irvine G. & Norman J. E. (1996). Dysmenorrhea, Scientific essentials of reproductive medicine, Edited by, Hillier, S. G.; Kitchener, H.C. & Neilson, J. P. W.B Saunders, Tokyo, P. 213 - 221

Carkhuff, R. R. (1987). A arte de Ajudar, 6ª ed., Amherst. Amherst, Human resource, development press, P. P. 17 - 30

Carr, E. (1997). Factores que influenciam a experiência da dor, Nursing Time. 24 (93), 53- 54

Carroll, D.; Tramer, M.; Mcquay, H.; Nye, B.; & Moore, A. (1997). Transcutaneous electrical nerve stimulation in labor pain: A systematic review, Br. J. Of bstet & Gynecol. (104), 169-175

Carroll, D. (1993). Pain assessment, In: Carroll, D. & Bowsher, D. Pain management & nursing care, Oxford, Butterworth, 16 -27

Carroll, D & Bowsher, D (1993): pain, management & nursing care, Butterworth-Heinemann. Ltd, oxford, p.986

Cavillo, E.R & Flaskerud, J.K (1991): Revisão da literatura sobre cultura e dor de adultos com foco em mexicano-americanos, J, Transcult enfermagem. 2 (2): 16

Celia, A.F., & Perry, S.W (1986): Reliability & concurrent validity of the three visual analogue mood scales : psychologic reports. (59), 827-833

Christen, C & Roberts, J. A. (1998). Pain management in the Gynecologic oncology patient, In: Emergency care of the woman, Editado por, Pearlman, M.D.; Tintinalli, J. E.; McGraw, Hill comp. P.P. 676 - 681

Cleeland, C. S. (1985). Measurement & prevalence of pain in cancer (Medição e prevalência da dor no cancro), Semin oncol. Nurs, 1 (2), 87 - 92

Cousins, M. (1994): Dor aguda e pós-operatória. In, Wall, P.D & Melzak, R, 3rd Ed. Nova Iorque, Churchill Livingstone p.p357-385.

Cowart, V. S. (1989). O exercício pode ajudar as mulheres com TPM, UMT. Artigo de jornal. (4), 168

Craven, R. F & Hirnle, C. J. (1996): Perceção da dor e conforto: In: Fundamentos de enfermagem, saúde e função do ser humano. 2nd ed. Lippincott.raven.p.p.1301 -1309

Cronje, H. S; & Kritzinger, I. E. (1991): Menstruation: symptoms, management & attitudes in university students, Int.J. Gynecol & Obestet. 35 (344): 147- ISO

Curry, K. R. & Jaffe, A. (1998). Nutrition counseling & communication skills, W. B. Saunders comp. Tóquio, P.P. 23 - 54

Curtis, H. M. (1985). Counseling in health education, Which direction? International (D *J. of* health education. 6 (11), 30 - 35

Dalton, J. A.; Feuerstein, M; & Carlson, J. (1994). Biobehavioral pain profile development & psychometric properties, Pain. (57), 95-107

Dalton, M. (1989). Dysmenorrhea, Gynecological endocrinology, A guide to understanding & management, Machillan press, Ltd., London, P. 92 - 94

Daut, R. L.; Cleel &, C. & Flanery, R. C. (1983). Pain questionnaire to assess pain in cancer & other disease, Pain, (17), 197-210

Davey, D. A. (1996). Dysfunctional uterine bleeding, Dewhurst's Text book of obstet & Gynecol, for postgraduate, 5th ed., Glasgow, Blackwell, P. P. Glasgow, Blackwell, P.P. 590 - 607

Dawood, M. D. (1990): Dysmenorrhea, In: Current therapy in obstetrics & Gynecology, By, Quilligan, E.J & Zuspan, F.P, W.B. Saunders company. p.p 27-32

Dawood, M. Y; & Ramos, J. (1990): Transcutaneous electrical nerve stimulation for the treatment of primary dysmenorrhea: a randomized crossover comparison with placebo TENS & ibuprofen, Obstet- Gvnecol, Apr; 75(4): 656-660

Dawood, M. Y. (1986). Conceitos actuais sobre a etiologia e o tratamento da dismenorreia primária, Ata, obstet. Gynecol. Sc &. (supp), (128), 710

Dawood, M. Y. (1985). Etiology & treatment of dysmenorrhea, Semin reprod endocrinol, (3), 283- 94

Dawood, M. Y. (1984). Ibuprofen & dysmenorrhea, Am. J. Med, 77 (1), 87 - 94

Dawood, M.Y. (1983): Dismenorreia, Clinical obest & Gvneco.27(3) 719 -727

Defreise, G. H. (1990). Measuring the effectiveness of medical interventions: New expectation of health services, Health serv. res. (25), 691 - 695

Denny, D.R. & Gerrard, M. (1981). Tratamento comportamental da dismenorreia primária: A review. Behav. Res, ther, (19), 303-12

Devalon, M. L. & Bachman, W. J. (1989). Premenstrual Syndrome: A practical approach to management, Post graduate Medicine, 86 (7), 51 - 59

Dickason, E. J.; Silverman, B. L. & Schult, M O. (1994). Maternal infant nursing care, reproductive anatomy & physiology, 2nd ed. USA, Mosby, P. P. 59-67

Donabedian, A. (1998). A qualidade dos cuidados de saúde, como pode ser avaliada? JAMA, 260 - 1743

Dyer, W. W e Vriend, J. (1988). Counseling technique, The amer. associ. for counseling & development, (67), 34 - 38

Edgar, L. & Smith - Hanrahan, C. M. (1992). Non - pharmacological management, In: Pain management, nursing perspective. Watt - Wastson, Mosby, P. 55

El- Badery, S. M. (1996). TENS & Intra- natal instruction, a method of analgesia in childbirth, Tese de doutoramento não publicada, Faculdade de Fisioterapia, Universidade do Cairo

El - Ghazaly, G. S. (1995). Pain relief after operative laparoscopy, Tese de Mestrado não publicada, Faculdade de Medicina, Universidade de Ain shams

El-Hawary, M.B; Khayyal, M. T; & Isaak, Z. (1993): Non-narcotic analgesics, In: hand book of pharmacology, the scientific book center, Cairo, p.p. 283 - 300

Ernst, E & Fialka, V (1993): Terapia conservadora da lombalgia, TENS, Acupunctura, biofeed back, tração, massagem & ultra-sons, Fortschr- Med. sep 30: 111 (27) : 420-422

Everitt, B. S. (1994). Crossover design, repeated measures analysis of variance & analysis of covariance, In Statistical methods for medical investigations, 2nd ed. Edward, Arnold, New York, P. 16-19

Ferrell, B. & Wisdom, C. (1991). A dor como um resultado da qualidade da dor. Journal of nursing quality assurance. 5 (2), 50- 58

Fields, H.L. & Basbaum, A. I. (1994): Mecanismos de modulação da dor no sistema nervoso central. In wall, p.D & Melzak, text book of pain, 3rd.Churchill Livingstone, New York, p.p 243-257

Flowers, C. R.; Wilbron, W. H. (1984). Cellular mechanisms for endometrial conservation during menstrual bleeding, Semin, reorod. endocrinol. (2).307-41

Francke, A. L.; & Theeuwen, I. (1994). Inhibition in expressing pain, A qualitative study among Dutch surgical cancer patients, Cancer nursing. (19). 354 - 361

French, S. (1989). A psicologia e a sociologia da dor, In: Tratamento da dor pela fisioterapia, Churchill Living stone, P.P. 17-27

Fridth, G. & Gaston - Jahanson, F. (1990). Do primiparas & multiparus have realistic expectation of labor, Ata obstet & Gynecol. (69). 103-109

Fuller, S.; Endress, P. & Rice. U. (1987). Altering patient's responses to surgery: An extension & replication, Research in nursing & health, (3), 111-121

Gambone, J. C.; Reiter, R. C. & Moore, J. G. (1998). Assessing the quality of medical & surgical care: Economic, Social & practice issues in obstet & Gynec. 3ª ed. W. B. Saunder comp. 33 -53

Gambone, J. C.; Reiter, R. C. & Dimatteo, M. R. (1994). The prepared provider: A guide for improved patient care, Beaverton, Mosby, P . 1 - 6

Geden, E. A.; Beck, N. C.; Anderson, J. S. & Kennish, M. E. (1988). Effects of cognitive & pharmacological strategies on analogued labor pain, Nursing research. 35

(5), 301 - 306

Ghonamy, G. E. (1996). The menstrual symptoms, Self-care & attitude toward menstruation among Cairo University students, Tese de Mestrado não publicada, Instituto Superior de Enfermagem, Universidade do Cairo

Gift, A, G. (1989): Escalas visuais analógicas: medição de fenómenos subjectivos. Investigação em Enfermagem: 38 (5) 286-288

Gil, K. (1990): Psychological aspects of acute pain, Anesthesia report, 2(2):249

Gould, D. (1990). Menstruation & its disorder, nursing care of women, prentice hall Singapore, P.P. 163 -171

Govan, A. D; Hart, D. M; & Callander, R. (1993): dysmenorrhea, Gynecology illustrated 4th ed., Churchill Livingstone, Tóquio, p.136136. Churchill Livingstone, Tóquio, p.136138

Graffam, S. (1981). Congruence of nurse patient expectations regarding nursing intervention in pain, Nursing Leadership. 4(1), 12-15

Graham, C.; Bond, T. T. & Gerkovich, M. M. (1980). Use of the McGill pain questionnaire in the assessment of cancer pain, Pain. 8 (3), 377 - 387

Graig, L. E. (1994). Preoperative predictors of post-operative pain, Pain (15), 283-293

Guyatt, G.H; & Townsend, M.(1987): A comparison of Likert & visual analogue scales for measuring change in function, Journal of chronic diseases. (40), 1129-1133

Hacker, N. & Moore, J. C. (1998). Essentials of obestet & Gynecol, 3rd ed. W. B. Saunders comp. Tóquio, P. P. 34 - 43

Hargreaves, A. & Lander, J. (1989). Utilização da estimulação eléctrica nervosa transcutânea para a dor pós-operatória, investigação em enfermagem. 38 (3), 159-161

Harigie, O.; Saunders, C. & Dickson, D. (1987). Social skills in interpersonal communication, 2nd ed., Croom Helm, London, p. 23-25. Croom Helm, Londres, p. 23 -25

Hasin, M.; Dennerstein, L. & Gotts, G. (1988). Menstrual cycle related complaints: a cross-cultural study, J. of Psychosom. obstet & Gynec. (19), 35 - 42

Heitkemper, M. M.; Jarrett, M.; Bond, E. F. & Turner, P. (1991). GI Symptoms, function, & Psycho- physiological arousal in dysmenorrheic women, Nursing research, 40 (1), 20 - 27

Heitkemper, M. M; Shaver, J. F; & Mitchell, E. S. (1988): Sintomas gastrointestinais & padrão intestinal um cruzamento o ciclo menstrual em dismenorréia, Pesquisa de enfermagem. 37 (2): 108-113

Helm, K. K. & Klawitter, B. (1995). Competências avançadas de aconselhamento, Terapia nutricional, p, 45

Helms, J. M. (1987). Acupunctura para o tratamento da dismenorreia primária, J. of Obstet. Gynecol. (69). 51-56

Helsa, J. S. (1992). Dysmenorrhea, Pediatric & adolescent Gynecology. Ltd., Nova Iorque, P.P. 205 - 213

Henzel, M.R.; Massey, S.; Hansan, F.W. Buttram, V. C.; Rosenwaks, Z, & Pauls, F. D. (1980).Primary dysmenorrhea, the therapeutic challenge, J. Reprod. Med. (25). 226 -35

Herman, E; William, S, R; Stratford, P; Babjak, A; &Trott, M. (1994): A randomized control trial of transcutaneous electrical nerve stimulation to determine its benefits in rehabilitation program for acute occupational low back pain, Pain, 19 (5): 561-581

Herr, K. A. & Mobily, P. R. (1992). Intervenções relacionadas com a dor. In: Bulecher, G. M. & McCloshex, J. C., The nursing clinics of North American. 27 (2), 347 - 369

Herskey, H. & Spear, F. G. (1967). Pain: Psychological & Psychiatric aspects, Balliere, Londres, 34

Hopper, L.; Jessan, A; & Macleod, C. J. (1991). Progression to counseling, Nursing Times. 87, (8), 41 -43

Hopson, B. (1981)." counseling & helping " In: Griffiths, D., Psychology & Medicine, British Psychological Society, 26 (2), 26 - 28

Hosking, J & Welchew, E (1988): Thinking about pain: In post-operative pain, understanding its nature & how to treat it, Faber & Faber, London, p.p15-21

Houksson, A;Ekstrom, P;Juchnicka, E.; Loudanski, T. & Akerlund, M. (1989).The influence of a combined oral contraceptive on uterine activity & reactivity to agonist in primary dysmenorrhea, Ata obstet gynecol sc&, (68). 31- 34

Hunter, D. (1993): Acute pain, In: Pain management & nursing care. Editado por, Carroll, D. & Bowsher, D., Buter worth, Heinenann, P. 36

Associação internacional para o estudo da dor (IASP) (1986): Classification of chronic pain syndromes & definitions of pain terms. Dor, suplemento 3 (4) 22-24

Ischudin, V. (1995). Counseling skills for nurses, 4ª ed. Billiere Tindall, Londres, P. P. 30 - 45

Israe, R. G. (1985). Efeitos do treino aeróbico na sintomatologia da dismenorreia primária na faculdade feminina, J. of Amer college health. 33 (6), 241 - 244

Jacox, A. (1992). Controlo da dor, In: intervenções de enfermagem, tratamento de enfermagem essencial. Editado por, Bulechek, G. & McCloskey, J. C., 2nd ed. W. B. Saunders comp, Tokyo, P. P. 221 - 231,

Johnson, M. I; Ashton, C. H; & Thompson, J. W. (1992): Long term use of transcutaneous electrical nerve stimulation at new castle pain relief clinic. J; R; Soc-Med. 85 (5): 267-268

Johnston, C.C. &Strada, M. E. (1989). Acute pain response in infants: a multidimential description, Pain, (24), 373 - 382

Jones, D. L. (1994). Psychosomatic & physical disorders of the menstrual cycle, 6th ed., Mosby, P.P. Mosby, P.P 217 -220

Jones, H. W. & Jones, G. S. (1996). Dysmenorrhea, premenstrual tension & related disorder, text book of Gynecology, 10th ed. , Williams & Wilkins, London, P.P. 817 - 830

Joseph, K. (1994). Princípios e prática da eletroterapia, 3.ª ed., Churchill Livingstone, 107-1 25. Churchill Livingstone, 107- 1 25

Kaaus, J. V. & Isaacs, J. H. (1993). Office Gynecology, Advanced management, concept, Springer, verlag, New york

Kaplan, B; Peled, Y.; Pardo, J; Rabinerson, D; Hirsh, M; Ovadia, J. & Neri, A (1994): Transcutaneous electrical nerve stimulation TENS as a relief for dysmenorrhea, Clin-exp-obstet &Gynecoloqy, 21(2)87-90

Kaplan, R. M. (1990). A guide for improved patient care, Am. J. Psycho, 05X 1211

Kase, N. G; Weingold, A. B; & Gershenson, D. M. (1990): Dysmenorrhea, principles & practice of clinical gynecology, 2nd ed., Churchill Livingstone,. Churchill Livingstone,. P.483 -486

Kattabei, O. (1997): Physiology of pain, In: introduction to electro-therapy, faculty of physiotherapy, Cairo university. p.p 23-26.

Kwast, B. E. (1998). Qualidade dos cuidados em programas de saúde reprodutiva: Concepts, assessment, barriers & improvement, An overview, Midwifery, 14 (2), 66 - 73

Layzell, A. (1994). Local & vocal, The health service journal, (104), 5386 - 5390

Lee, K. A. & Rittenhouse, C. A. (1991). Prevalence of perimenstrual symptoms in employed women, Women Health, 17 (3), 17-32

Lewis, B;Lewis, D & Cumming, G (1994): A eficácia analgésica comparativa da TENS e de um anti-inflamatório não esteroide para a osteoartrite dolorosa: Br-J.Rheumatol.Mav;33 (5): 455-60

Lowe, N. K. (1989). Explaining the pain of active labor: The importance of maternal confidence, Research in nursing & health. (12), 237 - 245

Lundeberg, T; Bondesson. L; Lundstrom, V. (1985): Alívio da dismenorreia primária por estimulação eléctrica nervosa transcutânea: Ata- obstet & Gynecol sc&. 64(6), 491-497

Luria, R.E. (1975): The validity & Reliability of the visual analogue scale mood, 12,(1), 51-57

Mackler, L. S. & Robinson, A. (1996). Electrical stimulation for pain modulation, In:

clinical electrophysiology, electrotherapy & electrophysiology testing, Williams & Wilkins, London, P. P. 205 - 227

Mahan, S. M. (1994): Concept analysis of pain : implication related to nursing diagnosis, Nursing research 5 (1): 14Manderino, M. A. & Bzdek, V. M. (1994). Effects of modeling & information on reactions to pain: A child birth preparation analogue, Nursing research, 33 (D, 914

Mannheimer, J. S & Lampe, G. N. (1984): Clinical transcutaneous electrical nerve stimulation, F.N. davis company, Philadelphia, 458 - 461

Marchand, S.; Charest, J.; Chenard, J. R. & Lavignolle, B. (1993). IS TENS purely placebo effects? A controlled study on chronic low back pain, Pain, (1), 99 -106

Mason, D. (1981). An investigation of the influences of selected factors on nurses inference of patient suffering, International Journal of Nursing Studies, (18) 251 -259

May, K. A. & Mahlmeister, L R. (1994). Maternal neonatal nursing, family, centered care, dynamics of human reproduction, 3rd ed. J B. Lippincott. J B. Lippincott. comp. P. P.64-108

McCaffery, M. & Ferrell, B. R. (1997): Influências do papel profissional vs. pessoal na avaliação da dor, Journal of continuing education in nursing, 28 (2). 69-77

McCaffery, M.; & Beebe, A. (1994). Pain, clinical manual for nursing practice, Mosby. P.P. 28-40

McGuire, D. B. (1997): Measuring pain, In: Instruments for clinical health care research. Editado por, Stromborg, M. F. & Olsen, S. J., 2nd ed., Jones & Bartlett, London, 528 - 564. Jones & Bartlett, Londres, 528 - 564

McGuire, D. B. (1993): Comprehensive & multidimensional assessment & measurement of pain, In: Pain issues relevant to nursing, Seattle, P. P.135-159

Mcnaull, F. W.; Melees, J. P.; Belyea, M. J. & Clipp, E. C. (1992). A comparison of educational methods to enhance nursing performance in pain assessment. The Journal of continuing education in nursing, 23 (6), 267 - 271

Melzack, R. & Casey, K. L. (1968): Sensorial, Motivacional, & modelo central, In:

Kenshalo, D.; Chas, C, P. 423 - 439

Melzack, R.; & Wall, P. D. (1965). Pain mechanisms, a new therory, Science. (150), 971 - 979

Metheny, W. P.; Smith, R. P. (1989). The relationship among exercise, stress & primary dysmenorrhea, J. Behav. Med. (121. 569 - 86

Meyer, R. A.; Campbell, J. N; & Raja, S. N. (1994): Peripheral neural mechanisms of nociception. In Wall, P.D & Melzak, R, text book of pain, 3rd ed., Churchill Livingstone, p.p31-44

Milsom, I; Hedner, N.; & Mannheimer, C. (1994): A comparative study of the effect of high-intensity TENS & oral naproxen on intrauterine pressure & menstrual pain, Am. J. obstet-Gynecol. 170(1): 123-129

Milson, I.; Andersch, B.; Syndell, G. (1988) The effects of Flurbiprofen & Naproxen sodium on intra- uterine pressure & menstrual pain in patients with primary dysmenorrhea, Ata obstet Gyncol sc&, (67). 711 - 716

Mobily, p. R.; Herr, K. A. & Kelley, L. S. (1993). Cognitive - Behavioral techniques to reduce pain: A validation study, International J. Nurs. Stud. , 30 (6), 537- 584

Mooris, M. & Gambone, J. C. (1994). Making continual improvement to health care, Clini. obstet. Gynecol, 37 (1), 137 - 48

Myklebust, B. M. & Robinson, A J. (1996). Instrumentation, In: Clinical electrotherapy, Williams, & Wilkans, Hong Kong, P. P. 26 - 40

Niven, N.(1994): Psychological perspective: pain & stress, In Health psychology: An introduction for nurses & other health care professional, Churchill, Livingstone, p.p.67-72

Novae, E. & Reynolds, B. R. (1932). The cause of primary dysmenorrhea with special reference to hormonal factors, Am. J. Med Assoc. (99). 1466 -1472

Oakley, L. D. & Potter, C. (1997). Psychosocial problems related to pain, Psychiatric primary care, Mosby, 223 - 235

Okun, B. F. (1987). Ajuda eficaz: Interviewing & counseling techniques, Brooks Cole,

Califórnia, p. 15-16

Penland, J. G. & Johnson, p. E. (1993). Dietary calcium & manganese effects on menstrual cycle symptoms (Efeitos do cálcio e do manganês na dieta sobre os sintomas do ciclo menstrual), Am. J. of obstet & gynecol, (168), 1417 - 1423

Pernoll, M. L. (1991). Fisiologia da reprodução, diagnóstico e tratamento atual de obstetrícia e ginecologia, 7ª ed., Lange medical book, p.p. 123-126. Lange medical book, p.p. 123-126

Perry, P. (1997). Conforto, Fundamentos de enfermagem, conceitos, processo & prática, 4a ed., Mosby, P.P. 1153-1188. Mosby, P.P. 1153-1189

Pickles, V. R; Hall, W. J ; Best, F.A; & Smith, G.N (1965): Prostaglandins in endometrium & menstrual fluid from normal dysmenorrhoic subjects, Br. Journal of obstet.& Gynecol (72) : 185-192

Porter, A. M. & McCullough, D. M. (1990). Counseling against cigarette smoking: A controlled study from general practice, Practitioner, (209), 32- 36

Prior, J. C.; & Vigina, Y. (1987). Conditioning exercise & pre-menstrual syndrome, J. Reprod. Med. (32) 423 428

Puntillo, K.A; & Wilkie, D. J. (1991): The assessment of pain in the critically ill, In: Puntillo, K.A , pain in the critically ill: assessment & management, Rockville, p.p.45-64

Rahan, J. (1987). Transcutaneous electrical nerve stimulation, In: Princípios e prática da eletroterapia, EUA, P. P. 127 -152

Rashad, M. E. (1993). Dismenorreia, Tese de Mestrado não publicada, Faculdade de Medicina, Universidade de Ain Shams

Reading E. A. (1983). O questionário de dor McGill, Nova Iorque, Raven, P.P.55-61

Reedy, N. J. & Brucker, M. C. (1995): Dysmenorrhea, In: Emergency nursing A physiologic & clinical perceptive. Editado por Kitt, S.; Thomas, J. S.; Proehl, J.A. & Kaiser, J., W. B. sunders comp. Tokyo. 271

Rees, M. C. (1991): Heavy painful periods, clinical obstetrics & gynecology, 3 (2), 341

- 353

Renaer, M. (1981). Dismenorreia, dor pélvica crónica na mulher. Springer, Verilog, p. 47-54

Rizkalla, N. H.; Mishriky, A. M. Defrawi, M. H. & Khattab, T. (1993). Prevalência da síndrome pré-menstrual em estudantes de medicina: Impacto na função cognitiva, Eqyp. J. of Psychiatry, 16 (1, 2). 113-118

Robinson, J. C; Plichta, S; Weisman, C; Nathanson, C. A; & Ensminger, M (1992): Dysmenorrhea & use of oral contraceptive in adolescent women attending a family planning clinic, Am.J.obstet &Gynaecol. 166 (2) 578-583

Rosenfield, R. L. & Barnes, R. B. (1993): Menstrual disorders in adolescence, Endocrinol - Metab - clin - North - Am. 22 (3), 491 - 505

Roter, D. L. (1990): Patient participation in patient question asking on the quality of care, Health education monogr. (5), 281 - 315

Sabbour, A. A. (1996): Low level Laser therapy in relation to primary dysmenorrhea, Tese de Mestrado não publicada, Faculdade de Fisioterapia, Universidade do Cairo

Saleh, H. J. (193): Dysmenorrhea & chronic pain, In: Office Gynecology, advanced management, concept, Edited by, Kaaus, J. V. & Isaacs, J H. , Springer -Verilog, New York p.p 56- 68

Scherder, E.J. & Bouma. A. (1993): Possível papel do núcleo da rafe dorsal na analgesia por estimulação periférica: Considerações teóricas. Investigação em acupunctura e eletroterapêutica. 18 (4): 195-205

Seers, C. J. (1987): Pain, anxiety & recovery in patients undergoing surgery. Social science & medicine 5, 163-166

Sigmon, S. T. & Nelson R. O. (1988): The effectiveness of activity scheduling & relaxation training in the treatment of spasmodic dysmenorrhea, J. Behav. Med. (11). 483- 495

Smith, R. P. & Heltzel, J. A. (1991): Intervenção da analgesia & atividade uterina em mulheres com dismenorreia primária, Um relatório preliminar, J. reprod. Med. 36 (4),

260 - 264

Smith, R. P.; & Powell, J. R. (1987): Simultaneous objective & subjective evaluation of Meclofenamate sodium in the treatment of primary dysmenorrhea, Am J. obstet &Gyncol, (157). 611-618

Snetselaar, L. G. (1989): Counseling skills, assessment & evaluation, 2ª ed., Rockville MD, P.P 28-40

Sundell, G; Milsom, I; Andersch, B. (1990): Factores que influenciam a prevalência e a gravidade da dismenorreia em mulheres jovens, Br-J. Obstet- Gynaecol.97 (7): 588-594

Tan, S. Y. (1982): Cognitive & cognitive behavioral methods for pain control: A selective Review, Pain, (12), 201 -228

Teperi, J.; Rimpela, E. (1989): Dor menstrual, saúde e comportamento em raparigas. Soc. Sci. Med. (29). 163 -169

Thomas, V. N. (1997). Factores psicológicos e sociais que influenciam a dor, In: Pain, its nature & management, Bailliere Tindall, Tokyo, P.P. 20- 34

Thomas, V. J.; Heath, M.; Flory, P. & Rose, D. (1995). Influência de factores psicológicos na dor pós-operatória, humor e necessidade de analgésicos, Pain. (24), 331-342

Thomas, V. J. & Rose, D. (1991). Cultural differences in the experience of pain, Social science & medicine. (32). 1063-1066

Thomas, S. K.; Okonofua, F. E. & Chiboka, O. (1990). A study of the menstrual pattern of adolescents in Nigeria, Inter. J. Gynecol, Obstet. 33 (1), 31 - 34

Tilton, P. (1991). Dysmenorrhea, Manual of out patient Gynecology, 2nd ed., Little, brown, London, 113-110. Little, brown, Londres, 113-119

Tindall, V.R (1987): Dysmenorrhea. In: Jeffcoate's principles of gynecology. 5°, valor de manteiga, Londres, p.p 532-536

Titan Electronics LTD, Tici El. (1995). Consideração teórica manual, Um TENS pessoal único para controlo e alívio da dor menstrual, P.P 1-30

Toppozada, M. (1995): dysmenorrhea, Toppozada's text book of Gynecology 4th ed El-shayma press, Alexandria, p.p 117-119

Turk, D.C. & Melzak. M. (1992). A medição da dor e a avaliação das pessoas que sentem dor. In: H& book of pain, Guildford press, New York, P.3-12

W. H. O. (1987). Women health & development, Report by the diretor General, 9, Genebra, 5-12

Wells, N. (1990). Medição comportamental da angústia durante procedimentos médicos dolorosos, Pain. 3 (4), 7-9

West, P. D; & Colquhoun, D. M. (1993). TENS in refractory angina pectoris, Med -J. Aust, 158(7). 488-490

Whitfield, C. R. (1995): Menstrual cycle, Dewhurst's textbook of obstetrics & gynecology for postgraduate, 5th ed., black well science, LTD p.p. 45-65

Wilkie, D. J. & Holzemer, W. L. (1990). Measuring pain quality, validity & reliability of children's & adolescent pain, Pain, (41), 151 -159

Woolf, C. J. (1994). The dorsal horn: state dependent sensory processing & the generation of pain, Text book of pain, 3rd ed., Churchill Livingstone, P. P. 101- 112. Churchill Livingstone, P. P. 101- 112

Yaksh, T. L. (1994). Dismenorreia, anestesia, fundação biológica, New York Raven press, P. 410 - 415

Zhang, W. Y; & Wan, A. P. (1998): Efficacy of minor analgesics in primary dysmenorrhea: A systematic Review, Br.J. of obstet & Gynaecol, (105), 780-789

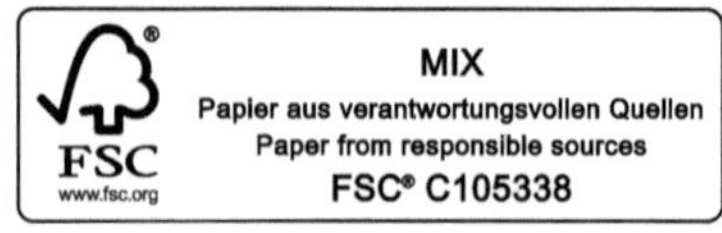

Printed by Books on Demand GmbH, Norderstedt / Germany